胃与肠——

——大肠小·微小病变冷切除的意义与课题研究

（日）《胃与肠》编委会　编著

《胃与肠》翻译委员会　译

辽宁科学技术出版社

·沈阳·

Authorized translation from the Japanese Journal，entitled

胃と腸　第52巻　第12号

ISSN：0536-2180

編集：「胃と腸」編集委員会

協力：早期胃癌研究会

Published by IGAKU-SHOIN LTD.，Tokyo Copyright © 2017

图书在版编目（CIP）数据

胃与肠 . 大肠小·微小病变冷切除的意义与课题研究 / (日)《胃与肠》编委会编著；《胃与肠》翻译委员会译 . — 沈阳：辽宁科学技术出版社，2021.1

ISBN 978-7-5591-1501-0

Ⅰ . ①胃… Ⅱ . ①胃… ②胃… Ⅲ . ①胃肠病—切除术—研究 Ⅳ . ① R57

中国版本图书馆 CIP 数据核字（2020）第 017211 号

出版发行：辽宁科学技术出版社

（地址：沈阳市和平区十一纬路25号 邮编：110003）

印 刷 者：辽宁新华印务有限公司

经 销 者：各地新华书店

幅面尺寸：182 mm × 257 mm

印 张：7.25

字 数：150千字

出版时间：2021 年 1 月第 1 版

印刷时间：2021 年 1 月第 1 次印刷

责任编辑：唐丽萍 丁 一

封面设计：袁 舒

版式设计：袁 舒

责任校对：尹 昭 王春茹

书 号：ISBN 978-7-5591-1501-0

定 价：80.00元

编辑电话：024-23284363 13386835051

E-mail：1601145900@qq.com

邮购热线：024-23284502

http：//www.lnkj.com.cn

目　录

病例

1 例大肠黏液癌

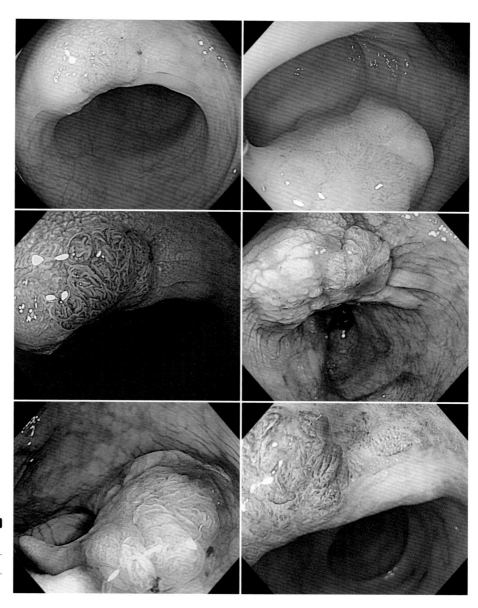

图1

a	b
c	d
e	f

田中 一平[1]　　松田 知己　　平泽 大　　长南 明道　　远藤 希之[2]

[1] 仙台厚生病院消化器内科　　[2]同　病理診断科

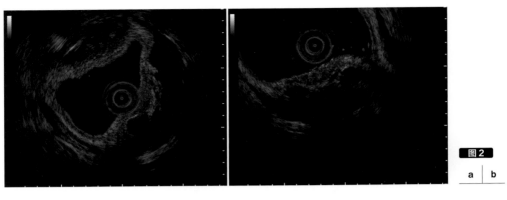

图2
a | b

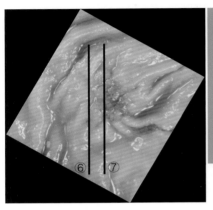

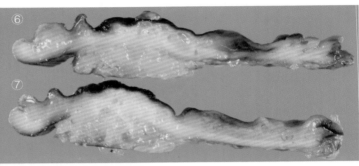

图3
a | b

患者

70岁，女性。

主诉

没有（大便隐血阳性）。

既往史、家族史

没有。

现病史

由于大便隐血阳性，在附近的医院行肠镜检查，在乙状结肠看到病变，经介绍到作者所在医院来就诊。

查体诊疗

未见明显异常。

入院时血清学检查

血常规、生化、凝血及肿瘤标记物等检查未见异常。

肠镜所见

在正常观察下，在乙状结肠看到一个发红的扁平隆起性病变，再加上它周围可见缓坡状突起的黏膜下肿瘤（submucosal tumor，SMT）样隆起性病变，伴有多发白斑。扁平状隆起的直径在 10mm 左右，包括周围隆起的部分直径大约在 25mm。观察周围隆起部分比较柔软（**图1a，b**）。NBI 放大内镜下观察：扁平隆起部分的表面形态不规则，JNET 分类为 2B 型，在周围隆起部分可见规则的小圆形腺管开口，判定为 JNET 分类的 1 型（**图1c**）。靛胭脂色素喷洒观察：扁平隆起部看到不规则的腺管开口，但是没有明显的高度不平整，判定为轻度不规整的 VI 型。周围隆起部分属于 I 型凹陷。

超声内镜（endoscopic ultrasonography，EUS）观察

扁平隆起部回声一致，主要在第2层形成界限分明的低回声区域。在这个区域的深层以及周围隆起部的第3、第4层，广泛分布着多结节状的

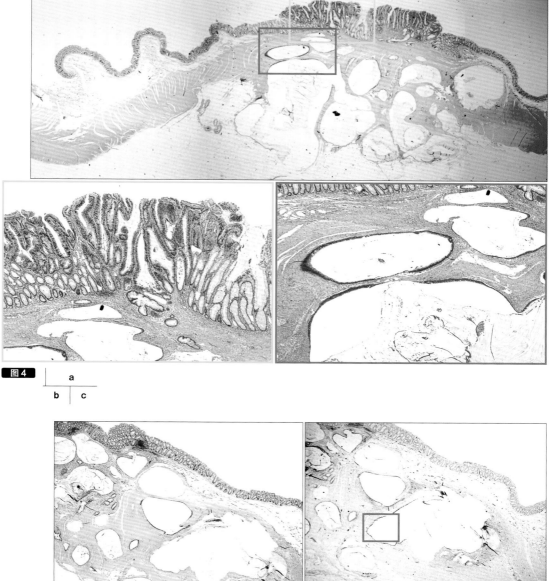

图4

a
b	c

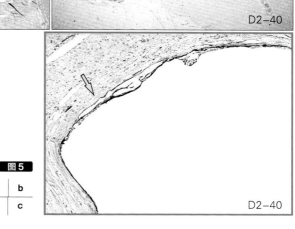

图5

a	b
c

D2-40

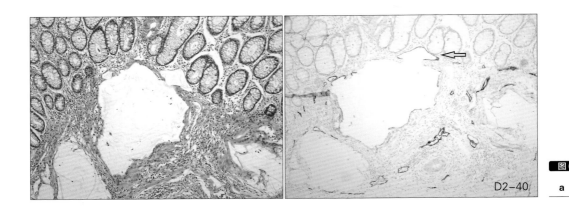

图6 a | b

D2-40

低回声区域（**图2**）。

正常观察及靛胭脂染色观察时，首先考虑是可能在 SMT 基础上发生的黏膜内癌。但是，EUS 在第 4 层也发现了病变，否定了 SMT 的存在。病理活检是在第 5 组（tab 1），考虑黏膜下多结节状肿瘤是伴有癌的深部浸润，建议行外科手术（**图3**）。

病理组织学所见

扁平隆起部可见是高分化的管状腺癌，在其周围及深部至浆膜下层观察到大量的黏液性结节。在黏液性结节内见到黏液癌的肿瘤细胞（**图4**）。

免疫组化的最终诊断：Type5，muc>>tub1，pT3（SS），ly1，v1， EX／ND（−），PN0，pPM0，pDM0，pN0，pStage Ⅱ。

本病例术后随访半年至今，未有复发。

总结：

大肠黏液癌的内镜下特征是SMT样隆起及附着有乳白色黏液[1]。本病例，虽然也显示SMT样的形态，大幅超过表面肿瘤的黏液性结节向一方进展。探其原因，在一部分的黏液性结节内见到淋巴管的内皮细胞（**图5，图6**，箭头），可能是淋巴管浸润到黏液性结节里。

参考文献

[1] 清水誠治，富冈秀夫，石田英和，他．黏液癌．胃と腸 51：336-339，2016

（2017 年 4 月早期胃癌研究会病例）

息肉切除术的意义和课题

——提出内镜学诊断的存亡

山野 泰穂[1]

关键词 cold polypectomy 大肠小·微小病变 内镜诊断

[1] 札幌医科大学医学部消化器内科学講座 〒060-8543 札幌市中央区南 1 条西 16 丁目

大肠癌至今仍有持续增加的趋势，在2017年癌症的统计预测中，死亡人数仅次于肺癌（78 000人），排在第二位（53 000人）。患病人数（149 500人）排在第一位[1]，其增加速度超过了肺癌[1]。在这种情况下，为了抑制癌症的发生，首先要在排除肿瘤的发病因素上进行预防。目前已经开展了肺癌的禁烟活动，对胃癌积极进行幽门螺旋杆菌Hp的除菌治疗，都是有效的。

针对这个，关于大肠癌的发病原因虽然提出了与高脂肪高蛋白食物的摄取、食物粗纤维摄取不足等有关，在日本，大肠癌存在着地域差别[2]，但是单纯从这个原因来讲也不能说明问题，目前认为这个原因还不能确定。

因此，积极地进行了抑制大肠癌的各种检查，认为发现病变，治疗是尤为重要的。在日本，作为1级筛查，虽然推荐使用抗人血红蛋白抗体进行大便潜血检查，实际上，进行的是大肠镜检查，钡剂X线造影检查，再加上还有大肠胶囊检查，CT结肠成像术检查。在内镜检查中，由于发达的内镜成像技术，可以行病理学诊断，从发现病变、诊断到治疗一体的程序，是目前主推的检查。

再有，从大肠癌发生机制的观点上来看，从腺瘤发展来的癌，腺瘤-腺癌序列[3]，从正常黏膜直接成癌的途径[4]，还有最近指出的锯齿状肿瘤途径[5-8]，要是除外炎症性致癌因素，追溯癌症发展的起源，谁都不能否认小病变存在的事实。因此，30~40年前的人们也发现了大肠息肉，坚信不加考虑地进行手术治疗，就能降低大肠癌的发生。

只是，即使切除了大肠息肉，大肠癌也是持续地在增加，小病变即使随访追踪没有变化，也存在难以发现的平坦凹陷型肿瘤，很多报告称隆起性肿瘤的癌变率、SM癌变率是低值，即使《胃与肠》也登载了很多的特集。因此现在的《大肠息肉诊疗指南》[9]《大肠EMR/ESD指南》[10]记载了"直径5mm以下的微小病变即使是隆起型也允许观察随访"的结论。这是非常想当然的，如**图1**所示的山与原野的示意图更容易理解。最终到达的顶点是进行性大肠癌的顶点，所示范围由低度异性增生的小病变、微小病变或是2mm以下的超微小病变构成。从经验上理解不是所有的腺瘤都能够到达顶点的进行性癌。相反，产生了到癌的病变都是什么呢？它有可能进行选择吗？为了寻求答案，产生了内镜诊断学，或许如前所述那样，逼近病理诊断学的诊断将成为历史。这个在世界上被公认的是日本的内镜诊断学，并以此作为内镜治疗的基础。这个从在欧美国家的会议，到亚洲圈很多的外国医生积极参加就可以明白。因此，这成了早期胃癌研究会和本书的原动力。

在知道了这样的步伐之后，我们想要解读本书的主题"大肠小·微小病变冷切除的意义与课题研究"。有对安全性（出血真的是风险吗？出血的定义？没有过小或是过大的评价吗？）、简

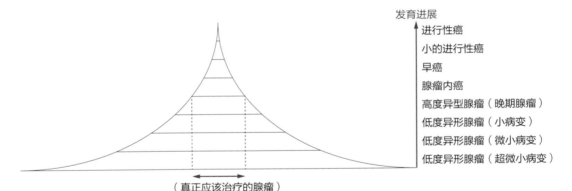

发育进展
↑
进行性癌
小的进行性癌
早癌
腺瘤内癌
高度异型腺瘤（晚期腺瘤）
低度异形腺瘤（小病变）
低度异形腺瘤（微小病变）
低度异形腺瘤（超微小病变）

（真正应该治疗的腺瘤）

图1 预测大肠肿瘤的构成

便性、期待抑制大肠癌等持肯定意见的一方；适当的判断，费用和效果，劳动力的增加，切除标本的评估等持否定意见的也是有的。

从个人角度，对以下两个问题寻求答案。

1）缺乏诊断学预测的简单治疗是否会泛滥？对诊断学的崩解及致癌机制的解析没有坏的影响吗？（回到过去）

2）治疗=不背叛期待治愈患者的心情（签字）吗？更何况支付诊疗报酬，"只是安全或许多少有可能复发"的想法是不被允许的。

夸大一点儿的说，这关系着内镜学的未来，希望能继续比欧美国家有先行一步的优势（和欧美一样水平的话不能存续）。

参考文献

[1] 国立がん研究センターがん情報サービス. 2017 年のがん統計予測. http://ganjoho.jp/reg_stat/statistics/stat/short_pred.html〔2017 年 9 月 27 日現在〕

[2] 国立がん研究センターがん情報サービス. 都道府県別 75 歳未満年齢調整死亡率. http://ganjoho.jp/reg_stat/statistics/stat/age-adjusted.html〔2017 年 9 月 27 日現在〕

[3] Vogelstein B，Fearon ER，Hamilton SR，et al. Genetic alterations during colorectal tumor development. N Engl J Med 319：525-532，1988

[4] Kudo S，Tamura S，Hirota S，et al. The problem of *de novo* colorectal carcinoma. Eur J Cancer 31：1118-1120，1995

[5] Hawkins NJ，Bariol C，Ward RL. The serrated neoplasia pathway. Pathology 34：548-555，2002

[6] Kambara T，Simms LA，Whitehall VL，et al. BRAF mutation is associated with DNA methylation in serrated polyps and cancers of the colorectum. Gut 53：1137-1144，2004

[7] Shen L，Toyota M，Kondo Y，et al. Integrated genetic and epigenetic analysis identifies three different subclasses of colon cancer. Proc Natl Acad Sci USA 104：18654-18659，2007

[8] Jass JR. Classification of colorectal cancer based on correlation of clinical，morphological and molecular features. Histopathology 50：113-130，2007

[9] 日本消化器病学〔編〕. 大腸ポリープ診療ガイドライン 2014. 南江堂，2014

[10] 田中信治，樫田博史，斎藤豊，他. 大腸 ESD/EMR ガイドライン. Gastroenterol Endosc 56：1598-1617，2014

大肠小·微小病变的临床病理学特点

永田 信二[1]

朝山 直树

鸣田 贤次郎[2]

小川 裕太郎[1]

下原 康嗣

玉理 太觉

青山 大辉

福本 晃[2]

金子 真弓[3]

向井 伸一[1]

概述● 内镜及外科切除的大肠微小病变（最大直径在 5mm 以下）的癌症发生率：SM 浸润率 0– Ip、0– Isp、0– Is、0– IIa 型病变率为 2.3%（124/ 5444）、0.1%（7/ 5444）、0– IIc、0– IIa＋IIc 型的病变率为 35.1%（13/ 37）、24.3%（9/ 37），在隆起型病变的发生率是低的。在进行内镜下 CFP 的 999 例大肠微小病变中一次性完全摘除率是 91.9%（918 /999），在病理学上一次性完全摘除率是 77.8%（777/ 999），在病理组织学上其残端的是低度异型的腺瘤有 78.4%（783 处病变），这些病变判断是没有完全摘除。在病理组织学上没有完全摘除的因素主要考虑包括没有黏膜肌层，最大直径为 4～5mm 以及用活检钳摘除的方向不是正常接线的方向这 3 个方面有差别。

关键词　　大肠微小病变　　癌症发生率　　SM 浸润率　　冷钳息肉切除术

[1] 広島市立安佐市民病院消化器内科　　〒731–0293 広島市安佐北区可部南 2 丁目 1–1
[2] 同　　内視鏡内科
[3] 同　　病理診断科

介绍

在欧美国家，报道了通过切除大肠息肉来降低大肠癌的死亡率，寻求干净的肠道[1, 2]。在日本，《大肠息肉诊疗指南》2014年的修订版里面，记载了关于5mm以下的腺瘤是否要摘除没有形成一致的意见[3]。

在这样的背景下，在实际临床操作中，大肠微小息肉是否切除取决于内镜医生或是所在单位的实施方针。在欧美国家，从简单性、安全性的角度出发，针对大肠微小病变在内镜下不使用高电波电源装置而使用CP（冷切除）引起了广泛关注，在日本也迅速地普及起来了[4]。

只是，CP的适应证、偶发症、残端复发、病理组织学残端评价、医疗经济等必须要解决的问题也是堆积如山。

在本文中，围绕着内镜及外科切除下的大肠肿瘤的癌症发生率、SM浸润率及实行CFP（冷钳切除）的大肠微小病变为中心来进行解析。

内镜及外科切除下的大肠肿瘤的癌症发生率、SM 浸润率

1. 对象和方法

从1995年1月—2015年12月，在作者所在医院进行内镜及外科清除的大肠肿瘤（大肠腺瘤及早癌）16 882例病变的癌症发生率（早癌/大肠腺瘤+早癌），SM浸润率（SM癌/大肠腺瘤+早癌），分别对肉眼类型及最大直径进行了讨论。

表1 大肠肿瘤的肉眼类型，不同最大直径的癌症发生率（作者所在医院 1995 年 1 月—2015 年 12 月收集的数据）

肉眼类型	最大直径				合 计
	≤ 5mm	6~10mm	11~19mm	≥ 20mm	
0–Ip、0–Isp、0–Is、0–Ⅱa	2.3% （124/5444）	8.9% （711/7973）	11.9% （224/1890）	24.9% （191/767）	7.8% （1 250/16 074）
0–Ⅱc、0–Ⅱa+Ⅱc	35.1% （13/37）	64.8% （59/91）	86.7% （65/75）	94.9% （56/59）	73.7% （193/262）
LST–NG（non–granular）pseudo–depressed type	—	57.1% （4/7）	72.7% （8/11）	88.9% （32/36）	81.5% （44/54）
LST–G（homogenous type）	—	16.7% （4/24）	27.6% （21/76）	46.5% （47/101）	35.8% （72/201）
LST–G（nodular mixed type）	—	100.0% （2/2）	39.0% （16/41）	77.8% （193/248）	72.5% （211/291）
合计	2.5% （137/5481）	9.6% （780/8097）	16.0% （334/2093）	42.9% （519/1211）	10.5% （1 770/16882）

LST: laterally spreading tumor，横向扩散肿瘤

表2 大肠肿瘤的肉眼类型，不同最大直径的 SM 浸润率（作者所在医院 1995 年 1 月—2015 年 12 月收集的数据）

肉眼类型	最大直径				合 计
	≤ 5mm	6~10mm	11~19mm	≥ 20mm	
0–Ip、0–Isp、0–Is、0–Ⅱa	0.1% （7/5444）	0.5% （43/7973）	5.4% （102/1890）	19.2% （147/767）	1.9% （299/16 074）
0–Ⅱc、0–Ⅱa+Ⅱc	24.3% （9/37）	48.4% （44/91）	64.0% （48/75）	72.9% （43/59）	55.0% （144/262）
LST–NG（non–granular）pseudo–depressed type	—	42.9% （3/7）	27.3% （3/11）	30.6% （11/36）	31.5% （17/54）
LST–G（homogenous type）	—	0% （0/24）	1.3% （1/76）	1.0% （1/101）	1.0% （2/201）
LST–G（nodular mixed type）	—	0% （0/2）	4.9% （2/41）	14.1% （35/248）	12.7% （37/291）
合计	0.3% （16/5481）	1.1% （90/8097）	7.5% （156/2093）	19.6% （237/1211）	3.0% （499/16 882）

2. 病理学所见

（1）癌症发生率 **（表1）**

0–Ip、0–Isp、0–Is、0–Ⅱa型病变的癌症发生率在7.8%（1250/16 074），最大直径在5mm以下的病变是2.3%（124/5444），直径在6~10mm的是8.9%（711/7973），直径在11~19mm的是11.9%（224/1890），直径在20mm以上的占24.9%（191/767）。最大直径在5mm以下的发病率低占2.3%。在0–Ⅱc、0–Ⅱa+Ⅱc型病变的癌症发生率在73.7%（193/262），最大直径在5mm以下的占35.1%（13/37），直径在6~10mm的占64.8%（59/91），11~19mm的占86.7%（65/75），直径20mm以上的是94.9%（56/59），最大直径在5mm以下的也有35.1%认为是癌。隆起型病变的癌症发生率与凹陷型病变相比在任何一个直径下都是低的。

（2）SM 浸润率 **（表2）**

Ip、0–Isp、0–Is、0–Ⅱa 型病变的 SM 浸润率为1.9%（299/16 074），最大直径在 11~19mm 中占5.4%（102/1890），在 20mm 以上的占 19.2%（147/767），最大直径在 5mm 以下的只占 0.1%，

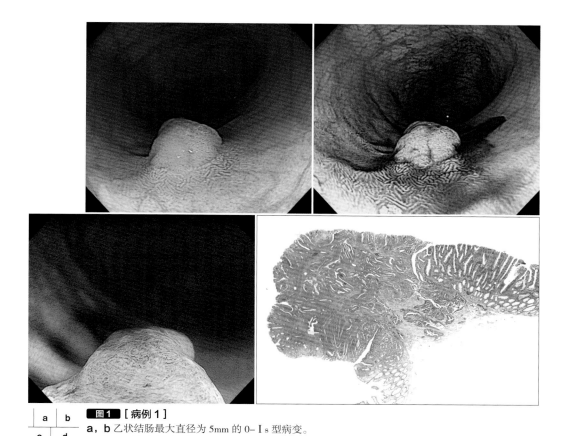

a	b
c	d

图1 ［病例1］
a，b 乙状结肠最大直径为 5mm 的 0-Ⅰs 型病变。
c 在 NBI 的观察下，为 JNET 分类中的 Type 2B 型。
d 大肠的 EMR 的病理组织显示为中分化管状腺癌，pT1b（3800μm），ly0，v1，HM0，VM0。

6～10mm 的占 0.5%（43/7973），发生率也是低的。0-Ⅱc、0-Ⅱa+Ⅱc 型病变的 SM 浸润率在 55.0%（144/262），最大直径在 5mm 以下的占 24.3%（9/37），在 6～10mm 中占 48.4%（44/91），11～19mm 占 64.0%（48/75），在 20mm 以上的占 72.9%（43/59），最大直径在 5mm 以下的也有 24.3% 认为是癌。隆起型病变的癌症发生率与凹陷型病变相比在任何一个直径下都是低的。

3. 病例分析

［**病例3**］在乙状结肠的最大直径在 5mm 的 0-Ⅰs 型的隆起型病变（**图1a，b**）。

在NBI（narrow band imaging）放大内镜的观察下，JNET分类是 Type 2B 型（**图1c**）。大肠 EMR（endoscopic mucosal resection）术后病理显示中分化管状腺癌，pT1b（3800μm），ly0，v1，

HM0，VM0（**图1d**）。

［**病例2**］直肠上段（Ra区）最大直径是 4mm的0-Ⅱa+Ⅱc型凹陷型病变（**图2a，b**）。

在NBI下放大观察，JNET分类为Type 2B型（**图2c**）。大肠EMR术后病理显示：高分化型管状腺癌，pT1a（200μm），ly0，v0，HM0，VM0（**图2d**）。

施行 CFP（冷钳切除）的大肠微小病变的临床病理学特点

1. 对象和方法

（1）对象

选取2015年11月—2016年12月期间，在作者所在科室术前行NBI放大观察后的诊断为大肠腺瘤进行CFP的999例病变。这里的大肠腺瘤在内

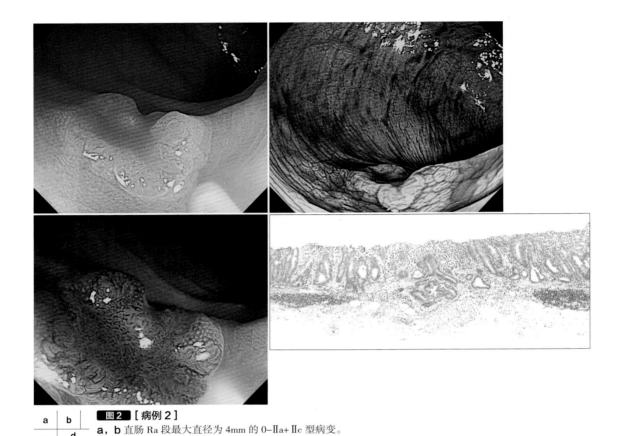

| a | b |
| c | d |

图2 [病例2]

a，b 直肠 Ra 段最大直径为 4mm 的 0-Ⅱa+Ⅱc 型病变。

c 在 NBI 的观察下，为 JNET 分类中的 Type 2B 型。

d 大肠的 EMR 的病理组织显示为高分化管状腺癌，pT1a（200μm），ly0，v0，HM0，VM0。

镜下均是完全摘除的，对病理学上完全摘除和不完全摘除的相关因素进行讨论。

（2）临床资料

542份病例的999处病变的临床特征：男性365例，女性177例，平均年龄在66.4±9.4岁，最大直径2~3mm的占71.5%（714/999），4~5mm的占28.5%（285/999）。肉眼下观察0-Isp、0-Is型病变94.4%（943/999），0-Ⅱa型病变5.6%（56/999）。部位：右半结肠占64.9%（648/999），左半结肠占27.5%（275/999），直肠占7.6%（76/999）。

（3）摘除方法

CFP使用的是Boston Scientific公司的Jumbo活检钳。切除后，用水冲洗溃疡底部，NBI下进行观察，对怀疑有残留的病变进行追加切除。

Jumbo活检钳与一直以来使用的Standard活检钳相比较，其特征是杯口最大张开幅度在8.8mm，杯口容量可以容纳12.4mm内容物。只是，要是使用活检钳最大开口幅度摘除的话，因为Jumbo活检钳纵轴比较长，使得黏膜缺损呈哑铃状，导致病变残留。因此，一侧全开，3/4张开的状态下像包裹一样地摘除。以下是使用Jumbo活检钳沿着连线方向和非连线方向进行分类。

[病例3]摘除方向：接线方向，乙状结肠的最大直径在3mm的0-Is型病变（图3a）。

在NBI放大内镜的观察下，JNET分类是Type 2A型（图3b）。使用Jumbo活检钳沿着息肉接线方向摘除（图3c）。病理显示黏膜肌层的低度异型增生的腺瘤（图3d）。

[病例4]摘除方向：非接线方向，盲肠的

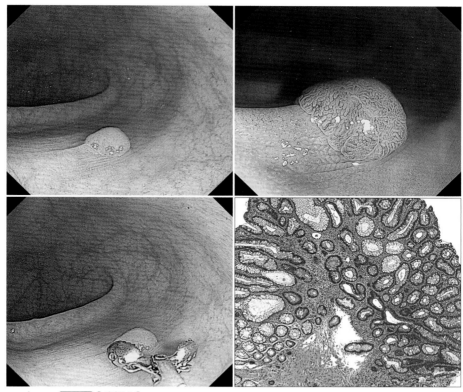

图3 [病例3]

a	b
c	d

a 乙状结肠的最大直径为3mm的0-Is型病变。
b 在NBI的观察下，为JNET分类中的Type 2A型。
c 使用Jumbo活检钳沿着息肉接线方向摘除。
d 病理组织学显示低度异型增生腺瘤，可见黏膜肌层。

最大直径在3mm的0-Is型病变（**图4a**）。

在NBI放大内镜的观察下，JNET分类是Type 2A型（**图4b**）。使用Jumbo活检钳沿着息肉非接线方向摘除（**图4c**）。病理显示黏膜肌层的低度异型增生的腺瘤（**图4d**）。

2. 结果

（1）病理学所见（表3）

在施行了CFP摘除的999例病变病理结果显示：低度异型增生的腺瘤783例（78.4%），高度异型增生的腺瘤202例（20.2%），黏膜内癌14例（1.4%）。最大直径为2~3mm的与4~5mm的相比，低度异型增生的腺瘤的比例高。

（2）内镜下，病理学一次性完全摘除率（表4）

内镜下，一次性完全摘除率是91.9%（918/999），病理学上完全摘除率是77.8%（777/999）。最大直径为2~3mm的与4~5mm的相比，内镜下一次性完全摘除率的比例高。

（3）病理上不完全摘除的因素

不完全摘除的因素（有重复），进行追加摘除的有8.1%（81/999），在水平残端诊断困难的有15.5%（155/999），垂直残端诊断困难的有5.8%（58/999）。

（4）从病理学特征上观察不完全摘除的因素（表5~表7）

将病理上一次性完全摘除的777例病变与不完全摘除的222例病变从最大直径、部位、肉眼类型、有无服用抗血小板药物、钳子摘除的方向、有无黏膜肌层等进行分类讨论。认为有意义的因素是最大直径（2~3mm/4~5mm），钳子摘除的方向（接线方向和非接线方向），黏膜肌层

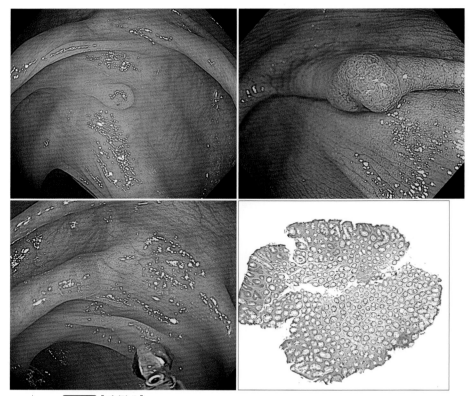

a	b
c	d

图4 [病例4]
a 位于盲肠的最大直径为 3mm 的 0-Is 型病变。
b 在 NBI 的观察下，为 JNET 分类中的 Type 2A 型。
c 使用 Jumbo 活检钳沿着息肉非接线方向摘除。
d 病理组织学显示低度异型增生腺瘤，未见黏膜肌层。

表3 大肠 CFP 的病理组织学所见（作者所在科室在 2015 年 11 月—2016 年 12 月积累的数据）

最大直径	病例数	腺瘤（adenoma）		pTis
		低度（low）	高度（high）	
2mm	233	201（86.3%）	29（12.4%）	3（1.3%）
3mm	481	384（79.8%）	91（18.9%）	6（1.3%）
4mm	224	156（69.6%）	64（28.6%）	4（1.8%）
5mm	61	42（68.9%）	18（29.5%）	1（1.6%）
合计	999	783（78.4%）	202（20.2%）	14（1.4%）

表4 大肠 CFP 的内镜下及病理组织学的一次性完全摘除率（作者所在科室在 2015 年 11 月—2016 年 12 月积累的数据）

最大直径	病例数	内镜下一次性完全摘除率	组织病理学的一次性完全摘除率
2mm	233	100.0%（233/233）	84.5%（197/233）
3mm	481	96.3%（463/481）	82.7%（398/481）
4mm	224	79.5%（178/224）	66.1%（148/224）
5mm	61	72.1%（44/61）	55.7%（34/61）
合计	999	91.9%（918/999）	77.8%（777/999）

（有/无）这3项。其他因素认为没有差异性。根据Logistic回归曲线分析，不完全摘除，可能高的顺序依次是：有无黏膜肌层，最大直径4~5mm，钳子摘除的方向是非接线方向。

讨论

关于大肠微小病变的癌的发生率的报道比较少，在欧美国家为0.03%~0.05%[5, 6]，日本是0.2%~1.4%[7-9]的低发生率。我们这次的讨论是最

表5 大肠 CFP 的临床病理学特征

项目	完全摘除 n = 777	不完全摘除 n = 222	P 值
最大直径			
2 ~ 3mm	595 (76.6%)	119 (53.6%)	< 0.001
4 ~ 5mm	182 (23.4%)	103 (46.4%)	
部位			
右半结肠	504 (64.9%)	144 (64.9%)	
左半结肠	215 (27.7%)	60 (27.0%)	n.s.
直肠	58 (7.5%)	18 (8.1%)	
肉眼类型			
0–Isp/0–Is	738 (95.0%)	205 (92.3%)	n.s.
0–IIa	39 (5.0%)	17 (7.7%)	

n.s.: 未记录

表6 大肠 CFP 的临床病理学特征

项目	完全摘除 n = 777	不完全摘除 n = 222	P 值
有无服用抗血栓药物			
有	40 (5.1%)	10 (4.5%)	n.s.
无	737 (94.9%)	212 (95.5%)	
钳子摘除的方向			
接线	536 (69.0%)	105 (47.3%)	< 0.001
非接线	241 (31.0%)	117 (52.7%)	
有无黏膜肌层			
有	755 (97.2%)	156 (70.3%)	< 0.001
无	22 (2.8%)	66 (29.7%)	

n.s.: 未记录

表7 Logistic 回归曲线分析病理组织学上不完全摘除的影响因素

项目	风险比	95% 置信区间	P 值
有无黏膜肌层			
没有	15.67	9.16 ~ 27.71	< 0.001
最大直径			
4 ~ 5mm	3.77	2.65 ~ 5.37	< 0.001
钳子摘除方向			
非接线方向	1.73	1.21 ~ 2.45	0.0002

大直径在5mm以下的癌的发生率，隆起型的占2.3%，凹陷型的占35.1%；SM浸润率，隆起型占0.1%，凹陷型占24.3%，与凹陷型病例相比，隆起型病例在任何情况里都是低的。虽然不能说关于含有黏膜肌层的凹陷型病变是EMR的适应证，另一方面，隆起型病变的癌症发生率及SM浸润率经过观察都是低的。不管怎么说，虽然与病理的判断标准有一定的差异，但癌症生率在2.3%，也可以考虑选择内镜下摘除。

再加上，对于大肠腺瘤在内镜下摘除明显减少了肠癌的发生，因此减少了肠癌的死亡率是明确的，在欧美国家推崇全大肠息肉的全摘除，达到清洁结肠（clean colon）的程度[2]。还有，在大肠微小病变没有摘除的情况下，还没有关于多久复查的指南出来，进行内镜下随访的依从性不高，希望可以考虑在发现的时候就进行内镜下摘除。

大肠微小病变在内镜下摘除是简单、方便和安全的，不使用高电波装置而进行的冷切除法，以欧美国家为中心已实施起来。日本也快速采用了。CP分为使用比常规的活检钳大一些的Jumbo活检钳和使用圈套器的CSP（cold snare polypectomy，冷钳圈套息肉切除术）两类。在作者的医院从癌症的发生率、SM浸润率进行讨论，摘除前使用NBI放大内镜观察，仅限于术前诊断为腺瘤的最大直径在5mm以下的隆起型病变型CFP，在CFP实施之前，NBI的观察是必需的。

使用CFP在内镜下一次性完全摘除率是91.9%（918/999），最大直径为2 ~ 3mm的与4 ~ 5mm相比，内镜下一次性完全摘除率高。Uraoka等[10]做的研究显示，在多中心进行研究，内镜下诊断为腺瘤的223例大肠微小病变，内镜下CFP的完全摘除率在85%，最大直径2mm的摘除率是100%，3mm的96%，4mm的88%，5mm的70%，在一次没能完全摘除的情况下，只需要追加摘除就可以完全摘除了。我们的治疗成果也是大致上一样的。

在病理上的完全一次性摘除率是77.8%（777/999），最大直径为2 ~ 3mm的与4 ~ 5mm的相比较，一次摘除率高。试着对于病理组织学上没有一次完全摘除的因素进行讨论，发现病变的部位、肉眼类型、有无服用抗血小板聚集的药物是没有统计学差异的，而有无黏膜肌层、最大直径为 4~5mm，摘除方向是非接线方向的病例认为是有统计学意义的。使用 Jumbo 活检钳进行 CFP，沿着接线方向，将含有黏膜肌层的息肉全体包裹样摘除被认为是可以一次性完全摘除的。但是，在病理学上还是有 22.2% 认为是没有完全摘除的。考虑是因为病变微小，做成的标本、从技术上对其残端的判断是不明确的。在内镜下切除后的溃疡边进行放大观察，水平方向有可能残留，垂直方向少有残留。Tutticci 等[11]研究显示 CSP 切除后溃疡底部有白色隆起占 14%，同样部位进行活检，报告显示 80% 含有黏膜肌层。在术前怀疑是癌的病变，不仅限于凹陷型病变还有隆起型病变，应该选择 EMR 治疗。今后对大肠微小病变在病理学上对其残端的判断标准是有必要进行探讨的。

总结

　　本文阐述了内镜下或是外科手术切除的大肠腺瘤的癌症发生率及SM浸润率和进行CFP切除的大肠微小病变的临床病理学特征。在作者所在医院进行的CFP大约有80%是隆起型的低度异型增生腺瘤，组织病理残端不明了的病例存在，认为必须要对组织病理学残端制订评估标准。

参考文献

[1] Winawer SJ，Zauber AG，Ho MN，et al. Prevention of colorectal cancer by colonoscopic polypectomy. The National Polyp Study Workgroup. N Engl J Med 329：1977-1981，1993

[2] Zauber AG，Winawer SJ，O'Brien MJ，et al. Colonoscopic polypectomy and long-term prevention of colorectal-cancer deaths. N Engl J Med 366：687-696，2012

[3] 日本消化器病学会（编）. 大腸ポリープ診療ガイドライン 2014 追補版. 南江堂，p 78，2014

[4] 朝山直樹，永田信二. Cold forceps polypectomy の適応と実際. 日大腸検会誌 33：32-38，2016

[5] Gschwantler M，Kriwanek S，Langner E，et al. High-grade dysplasia and invasive carcinoma in colorectal adenomas: a multivariate analysis of the impact of adenoma and patient characteristics. Eur J Gastroenterol Hepatol 14：183-188，2002

[6] Bretagne JF，Manfredi S，Piette C，et al. Yield of high-grade dysplasia based on polyp size detected at colonoscopy: a series of 2，295 examinations following a positive fecal occult blood test in a population-based study. Dis Colon Rectum 53：339-345，2010

[7] 河野弘志，鶴田修，辻雄一郎，他. どう扱うか，小さなポリープ—10mm 以下の大腸腫瘍性病変の取扱い. 早期大腸癌 4：245-251，2000

[8] 横山知子，川並義也，志和忠志. 微小ポリープ（5mm 未満）をどうするか，放置するか，どんな所見があったらどんな手技で取るか. 消内視鏡 17：1197-1202，2005

[9] 松田尚久，佐野寧，尾田恭，他. 微小腫瘍性病変の臨床病理学的特徴—Japan Polyp Study 1 次 TCS の結果から. Intestine 18：207-214，2014

[10] Uraoka T，Ramberan H，Matsuda T，et al. Cold polypectomy techniques for diminutive polyps in the colorectum. Dig Endosc 26：98-103，2014

[11] Tutticci N，Burgess NG，Pellise M，et al. Characterization and significance of protrusions in the mucosal defect after snare polypectomy. Gastrointest Endosc 82：523-528，2015

Summary

Clinicopathological Features in Diminutive Colorectal Polyps

Shinji Nagata[1]，Naoki Asayama，Kenjiro Shigita[2]，Yutaro Ogawa[1]，Yasutsugu Shimohara，Hirosato Tamari，Taiki Aoyama，Akira Fukumoto[2]，Mayumi Kaneko[3]，Shinichi Mukai[1]

The applicability of CFP（cold forceps polypectomy）was investigated by examining the maximum diameter of 16，882 colorectal endoscopically or surgically resected tumors. The cancer rates and submucosal invasion rates of the tumors were also examined. The cancer and submucosal invasion rates for 0-Ip, 0-Isp，0-Is，and 0-IIa of 5mm or smaller were low in each 2.3%（124/5，444），0.1%（7/5，444）. The cancer and submucosal invasion rates to 0-IIc and 0-IIa+IIc of 5mm or smaller were high in each 35.1%（13/37），24.3%（9/37）. The rates of en bloc endoscopic resection and pathologies were high in each 77.8%（777/999）. The tissues included 783 low-grade adenoma（78.4%）samples. The incomplete pathological factors were without mucosal mucosae，measured 4-5mm in diameter，and the vertical direction of CFP.

[1]Department of Gastroenterology，Hiroshima City Asa Citizens Hospital，Asa，Japan

[2]Department of Endoscopy，Hiroshima City Asa Citizens Hospital，Asa，Japan

[3]Department of Pathology，Hiroshima City Asa Citizens Hospital，Asa，Japan

关于大肠微小病变的内镜下诊断

——普通内镜观察

齐藤 裕辅[1]

田中 信治[2]

鹤田 修[3]

小林 广幸[4]

清水 诚治[5]

津田 纯郎[6]

平田 一郎[7]

工藤 进英[8]

岩下 明德[9]

藤谷 干浩[10]

多田 正大[11]

概述●大肠微小病变在内镜下特征明显，病理组织明确 5mm 以下的微小病变 161 例（肉眼观察：隆起型 69 例，表面隆起型 61 例，表面凹陷型 31 例；组织型：非肿瘤性病变 10 例，腺瘤性病变 105 例，Tis 癌 36 例，T1 癌 10 例），包括使用色素染色的内镜下诊断进行回顾性研究。在关于判断非肿瘤性及肿瘤性（包括腺瘤和癌）的内镜下诊断与病理学诊断的一致率为 93.0% ± 2.7%。同样的，在癌及非癌（包括腺瘤和非肿瘤）的一致率是 83.2% ± 3.2%。在大肠微小癌的 46 例中，对在内镜下与非癌病变相比较高频率出现的表现进行探讨。多变量分析的结果显示：①黏膜紧致；②表面不是沟状而是面状凹陷；③凹陷里面凹凸不平；④粗糙；⑤在正常黏膜的广基病变上出现的微小病变。以上几个特点是微小病变癌的内镜下特点。关注内镜下表现，必要时应该联合使用色素染色及放大内镜观察。另外，从这里观察到的，认为病变有 1 个以上特点的，有时也考虑可能是 T1 癌，不是进行简单方便的冷切除，需要选择 EMR 等内镜下完全摘除法切除是非常重要的。

关键词　　大肠微小病变　微小大肠癌　常规内镜检查　内镜下治疗

[1] 市立旭川病院消化器病センター　〒070-8610 旭川市金星町 1 丁目 1-65　E-mail: y-saito@city.asahikawa.hokkaido.jp
[2] 広島大学大学院医歯薬保健学研究科内視鏡医学
[3] 久留米大学病院消化器病センター
[4] 福岡山王病院消化器内科
[5] 大阪鉄道病院消化器内科
[6] 岡山済生会総合病院健診センター
[7] 健康保健組合連合会大阪中央病院消化器内科
[8] 昭和大学横浜市北部病院消化器センター
[9] 福岡大学筑紫病院病理部
[10] 旭川医科大学内科学講座消化器・血液腫瘍制御内科学分野
[11] 多田消化器クリニック

介绍

近些年来，由于内镜自身诊断性能的提高、

色素染色法的普及和NBI放大内镜的登场[2, 3]，含有表面型[1, 4] 5mm以下的大肠微小病变的发现率在不断地增加，在常规临床上，高频率发

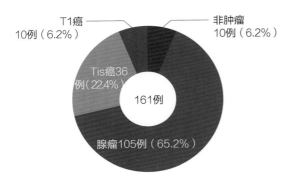

T1癌
10例（6.2%）

非肿瘤
10例（6.2%）

Tis癌36
例（22.4%）

161例

腺瘤105例（65.2%）

图1 以组织为对象的病例明细。以161例病变类型·深度为对象，含有增生性的非肿瘤性病变10例（6.2%），腺瘤性病变105例（65.2%），Tis癌病变36例（22.4%），T1癌10例（6.2%）

表1 内镜下表现解析

1. 肿瘤的全面观
   黏膜紧致、硬度、凹凸不平，伴有紧致的双层隆起，广基性病变上抬起的正常黏膜

2. 肿瘤表面的性状
   有无凹陷：有凹陷的时候
   　　形状：线性、棘突状、面状
   　　深部：深、浅
   　　凹陷内有无凹陷，凹陷内有无隆起
   有无表面粗糙
   强烈发红
   褪色
   有无粗大的结节

3. 肿瘤周围的性状
   皱襞集中（LST除外）、缠结、弧状硬化、抬高

4. 技术方面
   空气变形、易出血性、其他

5. 其他

LST：laterally spreading tumor，侧向发育型肿瘤

现的病变成为内镜下诊断及治疗的问题。发现微小病变的时候，是进行观察、活检还是内镜下摘除，其标准在2014年的《大肠息肉诊疗指南》中有一定的记载[5]。但实际上，根据检查的内镜医生医院的不同，采取的方法也不同。

近些年，在临床上，一般对大肠微小病变越来越多地采取积极的冷切除[6, 7]。一方面，在大肠微小病变中，虽然发生率低，但是也混有T1（SM）癌（以下称T1癌），针对这种在简单方便的冷切除之后根据根部残端阳性的病例，有必要追加外科手术。担心局部残留会再次产生肿瘤，大肠微小癌，特别是关于T1癌的特征进行了解，在今后进行冷切除时可以对其性质进行预测，这是非常重要的[8, 9]。

本文中，在2016年1月的大肠癌研究会上，组织的《微小大肠癌病变的处理方法》的企划研讨中[10]，根据多中心的前瞻性研究，对在不使用放大内镜[11]或是EUS（超声内镜）[12]，只使用色素喷洒染色的普通内镜下观察，大肠微小病变的性质、判断深度等进行解说。

研究对象和方法

研究组针对病理组织明确的5mm以下的其他医院的大肠微小病变的161例病例进行前瞻性检讨。病变的分类：肉眼观察：隆起型病变69例，表面隆起型61例，表面凹陷型31例。组织深度分类：包含过度增生的非肿瘤性病变10例（6.2%），腺瘤性病变105例（65.2%），Tis（M）癌（以后称Tis癌）36例（22.4%），T1癌10例（6.2%）（**图1**）。

内镜图像：使用普通内镜和色素喷洒，对远景、近景的内镜图像选取4~6张，挑选内镜下图像。讨论内容包括：①内镜的诊断（过度增生等的非肿瘤、腺瘤、癌）；②若是癌的话，对其浸润深度进行诊断（Tis癌、T1a癌、T1b癌，1000 μm以下或是以上）；③特别是诊断为癌的大肠微小病变，在内镜下是什么表现进行讨论。

讨论内容如**表1**所示的内镜下所见：①肿瘤的全面观；②肿瘤表面的性状；③肿瘤周围的性状；④技术现状。紧接着关于有没有详细表现进行进一步探讨。使用Mann-Whitney U对单变量及使用Logistic回归曲线对多变量进行分析，判断有没有统计学意义。

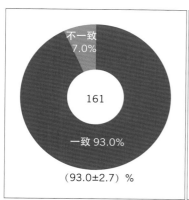
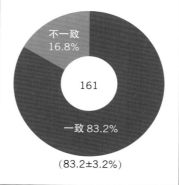

a | b

图2 内镜诊断和病理诊断的一致性

a 非肿瘤和肿瘤的鉴别，肿瘤（包括腺瘤和癌）还是非肿瘤在普通内镜下内镜诊断和病理诊断的一致性在（93.0 ± 2.7）%。

b 癌和非癌的鉴别，癌或是非癌（含有腺瘤和非肿瘤）在普通内镜下内镜诊断和病理诊断的一致性在（83.2 ± 3.2）%。

表2 癌和非癌的内镜下表现——Mann-Whitney U 的单变量分析

	*P*值		*P*值
肿瘤整体像的表现		肿瘤的表面性状	
紧致感	< 0.0001	有凹陷	< 0.0001
硬度	< 0.0001	棘突状凹陷	0.0327
凹凸不平	< 0.0001	星芒状凹陷	0.0004
伴有紧致的双层隆起	0.0005	面状凹陷	< 0.0001
在广基性病变上抬起的正常黏膜	< 0.0001	深凹陷	< 0.0001
肿瘤周围的性状		凹陷内隆起	0.0001
皱襞集中	0.9503	凹陷内凹凸不平	< 0.0001
缠结	0.0047	粗糙	< 0.0001
弧状硬化	0.1900	强烈发红	0.0058
台状上抬	0.5201	褪色	0.4699
技术方面		粗大结节	< 0.0001
空气变形	0.3880		
易出血性	0.0002		

红字是列举一致性高的内镜下表现

结果

1. 内镜诊断和病理诊断的一致率——非肿瘤和肿瘤、癌和非癌的鉴别

非肿瘤或是肿瘤（含有腺瘤和癌）的内镜下诊断与病理诊断的一致率如**图 2a** 所示。一致率显示出（93.0 ± 2.7）% 的高值，使用色素喷洒后仅使用内镜检查就有可能足以鉴别非肿瘤和肿瘤。同样的，癌或是非癌（包括腺瘤和非肿瘤）的内镜下诊断与病理诊断的一致率如**图 2b** 所示。一致率虽然显示出（83.2 ± 3.2）% 的比较高

的数值，和肿瘤与非肿瘤的鉴别相比是低值。只合用色素喷洒的普通内镜检查也能达到鉴别癌和非癌的程度。

2. 癌和非癌的鉴别内镜下所见——单变量分析

在大肠微小癌的46例中，探讨和非癌病变相比较有意义的高频率出现的内镜下表现。在肿瘤的全体像的内镜下表现中，黏膜紧致、内镜观察的硬度、凹凸不平、黏膜紧致伴有的双层隆起（层叠），在广基性病变上抬起的正常黏膜都是癌的有意义的高频率出现的内镜下表现（**表2**）。

关于肿瘤的表面性状：有凹陷、毛刺状凹

表3 癌时出现的有意义的特征性内镜下表现——根据 Logistic 回归曲线分析的多变量分析

内镜下表现	P 值	比值比	95%CI
紧致感 *	0.0090	2.779	1.290 ~ 5.986
广基性病变上抬起的正常黏膜	0.0087	2.506	1.262 ~ 4.975
面状的凹陷	0.0290	1.606	1.050 ~ 2.458
凹陷内有凹陷	0.0158	1.974	1.137 ~ 3.430
粗糙 **	0.0067	2.956	1.350 ~ 6.472

红字是列举一致性高的内镜下表现。

*：像黏膜下肿瘤那样扩张；**：表面的光泽度消失，观察到粗糙感

陷、星芒状凹陷、面状凹陷、深凹陷、凹陷内隆起、凹陷内凹凸不平、粗糙、强烈发红、粗大结节是与非癌相比较，癌的高频率特异性的内镜下表现（**表2**）。另外，表中红字所表示的是观察影像时挑选出来的内镜下高频率表现。

关于肿瘤周围的性状的表现，在技术现状上，容易出血的表现是与非癌相比较有意义的高频率出现的表现。易出血性也是观察影像时挑选出来的内镜下高频率表现的现象（**表2**）。

3. 癌和非癌的鉴别内镜下所见——多变量分析

在前面叙述的单变量分析中，认为有意义地进行内镜下所见的多变量分析。结果如**表3**所示。①黏膜紧致（像黏膜下肿瘤样的膨胀）；②在广基性病变上抬起的正常黏膜；③面状凹陷；④凹陷里面的凹陷；⑤粗糙（表面的光泽度消失，看起来粗糙），这些是挑选出来的大肠微小癌的内镜下独有的独立的表现。还有，在这5个所见的基础上，面状凹陷、凹陷内的凹凸不平、黏膜粗糙是观察影像时挑选出来的内镜下高频率表现。

从大肠微小癌的内镜下图像和特征性表现，分为隆起型和表面型，在**图3**、**图4**里显示。

4. 在大肠微小癌中，内镜下所见大小的差别有没有意义（图5）

在大肠微小癌的46例病变中，5mm大小的38例，4mm的6例，3mm的2例。

在 5mm 大小的 38 例病变和4mm的 6 例病例（6 例全是隆起型），之前叙述的癌的内镜下表现出现了 1 个以上，内镜下是有可能诊断癌的。

另一方面，3mm 大小的 2 例病变（任何一个都是隆起型），前面叙述的内镜下表现一个也没有出现，在内镜下是不能诊断出癌的。

讨论

在常规临床上高频率发现的大肠微小病变的肿瘤及非肿瘤的鉴别，在前瞻性研究中，可以达到（93.0±2.7）%的高精度诊断，不适用放大内镜，仅使用色素喷洒的普通内镜足以对两者进行鉴别。

一方面，在癌和非癌的鉴别上达到（83.2±3.2）%，即使只是常规的观察也可能进行鉴别诊断。为了对大肠微小癌进行正确的诊断，有必要在放大内镜上进一步诊断。只是，一般的大肠微小病变中癌的比例非常低，从欧美国家的报告中仅有0.03%~ 0.05%的程度[13, 14]。从我们收集的病例结果显示，全部微小病变的癌发生率为111/14 284（0.78%），微小病变的癌的发病率很低。另一方面，在这次讨论的161例病变中，癌有46例（28.6%），成为了癌的发生率极高的特殊集团。

因此，将发现率比较高的大肠微小病变全部进行放大内镜观察，被认为是没有效率的。首先常规进行观察，明确地进行肿瘤和非肿瘤的鉴别，只针对肿瘤性病变怀疑癌的，进行包括放大内镜等的精密检查。还有，上述的诊断里面，肿瘤和非肿瘤的鉴别是（93.0±2.7）%，癌和非癌的鉴别是（83.2±3.2）%，不同医院诊断能力的偏差幅度狭窄，认为是信赖度高的数值。

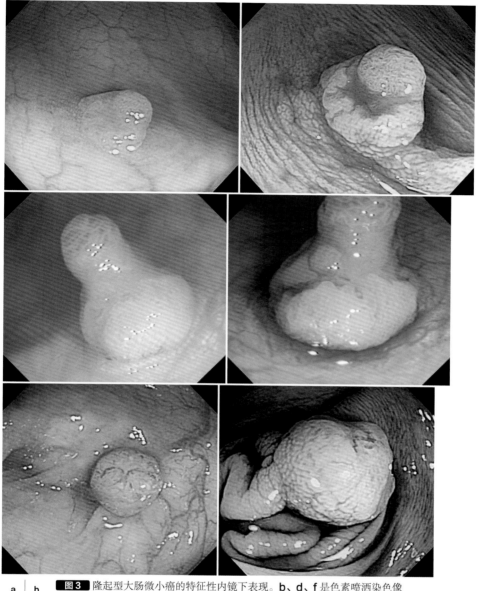

a	b
c	d
e	f

图3 隆起型大肠微小癌的特征性内镜下表现。b、d、f是色素喷洒染色像

a，b 凹凸不平。

c 凹凸不平，黏膜紧致。

d 面状凹陷。

e，f 黏膜紧致，粗糙。

　　近些年来，针对大肠微小病变的冷切除的广泛进行，大肠癌发生频率相当低，对大肠微小癌T1，必须进行水平残端、垂直残端均是阴性的技术摘除。从这次前瞻性研究的结果上看，癌和良性腺瘤的有效的内镜下鉴别，在单变量分析如**表2**所示的那样：①黏膜紧致；②内镜下的硬度；③凹凸不平；④黏膜紧致伴有的二段隆起（层叠）；⑤在广基性病变上抬起的正常黏膜；⑥有凹陷；⑦面状陷凹；⑧凹陷内隆起；⑨凹陷内凹凸不平；⑩强烈发红；⑪易出血，这些都是大肠微小癌在内镜下高频率出现的表现。

　　再加上在这么多的内镜下的表现，进行多

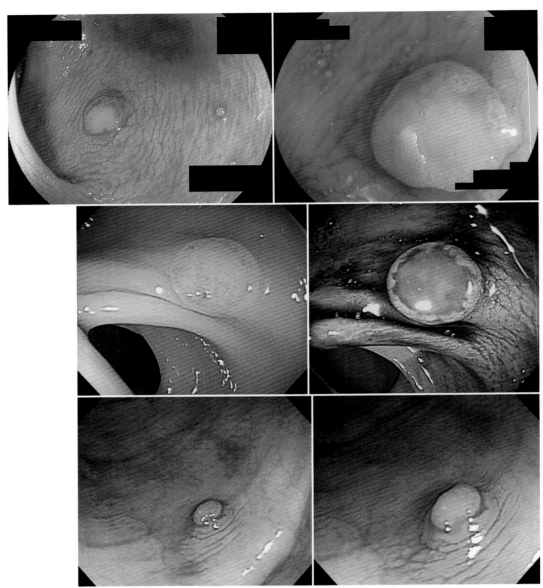

a	b
c	d
e	f

图4 表面型大肠微小癌的特征性内镜表现，a，b，d～f是色素染色像

a，b 面状凹陷。

c，d 面状凹陷，黏膜紧致。

e，f 抬起的正常黏膜，凹陷内有凹陷。

变量分析，其结果如**表3**所示的：①黏膜紧致；②不是沟状的而是面状的凹陷；③凹陷内凹凸不平；④粗糙（表面的光泽度消失，看起来粗糙）；⑤在广基性病变上抬起的正常黏膜，这些是大肠微小癌的内镜下的特征性表现。

这里认为任何一个内镜下表现，怀疑大肠微小癌，特别是大肠微小T1癌，都不能进行方便简单的冷切除，使用放大内镜或是EUS的进行进一步的精查之后，再通过EMR（黏膜切除），确保水平残端及垂直残端均是阴性的摘除法是非常重要的。

从多变量分析结果来看，这次抽选出来的

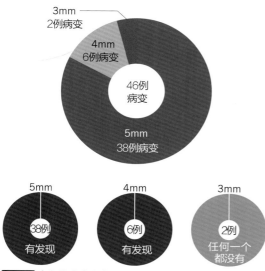

图5 大肠微小癌在常规内镜下有无大小的差别

大肠微小癌的特征性的内镜下表现的问题点是：在表面型病变，追加了5项所见，在隆起型病变上，追加了3项。在大肠微小癌的内镜诊断上，与表面（凹陷）型相比较，隆起型的诊断更加困难。从这点上，隆起型微小病变怀疑是癌的情况下，加上合用色素喷洒，放大内镜观察或EUS等，进一步地进行精查，然后再决定治疗方案是非常重要的。

而且，在这次讨论的46例大肠微小癌的病变中，5mm大小的病变38例，4mm的6例（合计95.7%），在这次讨论的大肠微小癌内镜下特征都有表现，表示通过普通内镜观察可以诊断出癌。然而另一方面，3mm大小的2例病变，作为癌特征性表现都没有出现，考虑3mm以下的隆起型的大肠微小病变的内镜下诊断是比较困难的。今后，在3mm以下的大肠微小癌期待通过放大内镜或超扩大细胞内镜可以诊断。

总结

大小在5mm以下的大肠微小病变在普通内镜下观察：①黏膜紧致；②不是沟状的而是面状的凹陷；③凹陷内凹凸不平；④粗糙（表面的光泽度消失，看起来粗糙）；⑤在广基性病变上抬起的正常黏膜，着眼于观察这些现象的有

无，要是确认有上述表现，应该合用色素喷洒、放大内镜观察等。还有，在以上所见有1个以上的情况下，诊断为癌，有时候也要考虑T1癌的可能性，不进行简单方便的冷切除，选择EMR等内镜下完全切除技术是非常重要的。

参考文献

[1] Saitoh Y, Waxman I, West AB, et al. Prevalence and distinctive biologic features of flat colorectal adenomas in a North American population. Gastroenterology 120: 1657-1665, 2001

[2] Sano Y, Muto M, Tajiri H, et al. Optical／digital chromoendoscopy during colonoscopy using narrow-band imaging system. Dig Endosc 17: S43-48, 2005

[3] Hirata M, Tanaka S, Oka S, et al. Evaluation of microvessels in colorectal tumors by narrow band imaging magnification. Gastrointest Endosc 66: 945-952, 2007

[4] Kudo S. Endoscopic mucosal resection of flat and depressed types of early colorectal cancer. Endoscopy 25: 455-461, 1993

[5] 日本消化器病学会（编）. 大腸ポリープ診療ガイドライン2014. 金原出版, 2014

[6] Tappero G, Gaia E, De Giuli P, et al. Cold snare excision of small colorectal polyps. Gastrointest Endosc 38: 310-313, 1992

[7] Takeuchi Y, Yamashina T, Matsuura N, et al. Feasibility of cold snare polypectomy in Japan: a pilot study. World J Gastrointest Endosc 7: 1250-1256, 2015

[8] 岡志郎，田中信治，金子巌，他. 大腸sm癌における浸潤度の臨床診断—拡大内視鏡診断を中心に. 胃と腸 39: 1363-1373, 2004

[9] 斉藤裕輔，渡二郎，藤谷幹浩，他. 大腸sm癌における浸潤度の臨床診断精度—sm浸潤距離1,000μmに対する通常内視鏡検査の診断能. 胃と腸 39: 1350-1356, 2004

[10] 斉藤裕輔，岩下明徳，工藤進英，他. 大腸癌研究会「微小大腸病変の取り扱い」プロジェクト研究班結果報告—5mm以下の大腸微小病変の内視鏡治療指針. 胃と腸 44: 1047-1051, 2009

[11] Tanaka S, Kaitenbsch T, Chyama K, et al. High-magnification colonoscopy（with videos）. Gastrointest Endosc 64: 604-613, 2006

[12] Saitoh Y, Obara T, Einami K, et al. Efficacy of high-frequency ultrasound probes for the preoperative staging of invasion depth in flat and depressed colorectal tumors. Gastrointest Endosc 44: 34-39, 1996

[13] Bretagne JF, Manfredi S, Piette C, et al. Yield of high-grade dysplasia based on polyp size detected at colonoscopy: a series of 2295 examinations following a positive fecal occult blood test in a population-based study. Dis Colon Rectum 53: 339-345, 2010

[14] Monkemuller KE, Fry LC, Jones BH, et al. Histological quality of polyps resected using the cold versus hot biopsy technique. Endoscopy 36: 432-436, 2004

Summary

Endoscopic Diagnosis of Colorectal Diminutive Lesions by Conventional Colonoscopy

Yusuke Saitoh[1], Shinji Tanaka[2],
Osamu Tsuruta[3] Hiroyuki Kobayashi[4],
Seiji Shimizu[5], Sumio Tsuda[6],
Ichiro Hirata[7], Shin-ei Kudo[8],
Akinori Iwashita[9], Mikihiro Fujiya[10],
Masahiro Tada[11]

To elucidate the colonoscopic characteristics of colorectal diminutive (5mm or smaller) carcinomas, a multicenter prospective study involving conventional colonoscopic findings (using indigocarmine dye spray) was performed for 161 colorectal diminutive lesions with established histological diagnoses (polypoid: 69, flat elevated: 69, slightly depressed: 31; histological type: hyperplastic: 10, adenoma: 105, Tis: 36, T1 carcinomas: 10). The concordance ratio between the colonoscopic and histological diagnoses for the discrimination between adenoma and hyperplastic and between carcinoma and non-carcinoma were 93.0%±2.7% and 83.2%±3.2%, respectively. The results of the multivariate analysis showed that expansion appearance, sessile lesion with normal mucosal border, the presence of depression surface, uneven depression surface, and rough surface structure were found at a significantly high rate in the colonoscopic findings in carcinomas than in adenomas. When a diminutive colorectal lesion is detected, attention should be paid to the 5 conventional colonoscopic findings mentioned above. In addition, the indigocarmine dye method or a magnifying colonoscopy should be used to confirm whether the 5 colonoscopic findings are present. If one or more colonoscopic findings are present, diminutive colorectal carcinoma, including T1 carcinoma, should be considered. The carcinoma should not be resected by cold polypectomy, but a complete resection method, such as EMR, should be considered.

[1]Digestive Disease Center, Asahikawa City Hospital, Asahikawa, Japan

[2]Endoscopy and Medicine, Graduate School of Biomedical & Health Sciences, Hiroshima University, Hiroshima, Japan

[3]Digestive Disease Center and GI Endoscopy, Kurume University Hospital, Kurume, Japan

[4]Institute of Gastroenterology, Fukuoka Sanno Hospital, Fukuoka, Japan

[5]Division of Gastroenterology and Hepatology, Osaka General Hospital of West Japan Railway Company, Osaka, Japan

[6]General Health Examination Center, Okayama Saiseikai General Hospital, Okayama, Japan

[7]Department of Gastroenterology, Kenporen Osaka Central Hospital, Osaka, Japan

[8]Digestive Disease Center, Showa University Northern Yokohama Hospital, Yokohama, Japan

[9]Department of Pathology, Fukuoka University Chikushi Hospital, Chikushino, Japan

[10]Division of Gastroenterology and Hematology/Oncology Department of Medicine, Asahikawa Medical University, Asahikawa, Japan

[11]Tada Clinic, Kyoto, Japan

关于大肠小·微小病变的内镜下诊断
——放大观察

河野 弘志[1]

鹤田 修[2, 3]

上野 惠里奈[1]

深水 航

长 知德

柴田 翔

渡边 裕次郎

山田 康正

伊藤 阳平

光山 庆一[2]

鸟村 拓司

概述 ● 大肠小·微小病变腺瘤的发生率高，特别是 5mm 以下的微小病变极少是癌。因此，病变没有想象中高的异型性，缺乏行放大观察的必要性。只是，因为在 6~10mm 的病变发生癌的可能性比较高，作为常规的基本观察，进行 NBI 放大观察，对怀疑异型性高或是癌的病变喷洒结晶紫放大观察腺管构造，有助于明确诊断。特别是，即使在小的 T1b 型癌，和显示 T1b 型癌直径类似的病变，注意对其进行更深一步的观察是非常重要的。

关键词 大肠小·微小病变 pit pattern（腺管构造） NBI 深度判断 放大内镜

[1] 聖マリア病院消化器内科　〒830–8543 久留米市津福本町 422
　　E-mail: h-kawano@st-mary-med.or.jp
[2] 久留米大学医学部内科学講座消化器内科部門
[3] 久留米大学病院消化器病センター

介绍

根据在清洁大肠抑制大肠癌的发生及死亡率低的国家息肉研究的报告[1, 2]，近年来，对大肠小·微小上皮腺瘤性病变进行冷切除（cold polypectomy）[3]。这种技术，基本上在病变摘除之前不需要行局部注射，病变的回收也是从吸引口进行等，很简便。另一方面，也有标本的回收及对残端的病理组织学判断困难等问题[4]，因此，有必要对摘除部的病变是否有残留进行确认，但是切除后有喷涌出血的情况，也有评价困难的情况。再有，缺乏内镜经验的医生遇到异型性高的病变的时候，可能会觉得因为病变直径小，判断没有癌变的可能性，没有充分进行内镜下的观察就进行内镜下摘除，治疗过程中可能没有切除干净。因此，我们有必要在了解大肠小·微小病变

的性质的基础上进行内镜观察、诊断及治疗。关于大肠小·微小上皮腺瘤性病变的详细的临床病理学特征，参考其他文献，简单地表述就是微小病变大多异型性比较低，癌的发生率极低，T1b 型癌的发生率更低。即使在小的病变癌的发生率低，和微小病变相比较明显较高，发生 T1b 型癌也不稀奇[5]。在本文，关于小·微小病变的放大内镜检查，主要鉴别癌及非癌，合用 NBI（narrow band imaging）放大内镜及腺管开口的表现进行诊断。在本文，直径在 5mm 以下的病变称为微小病变，6~10mm 的病变称为小病变。

进行放大观察之前的注意点

进行放大观察时，当然希望是使用有光学聚焦功能的放大内镜。作者们使用的是Olympus

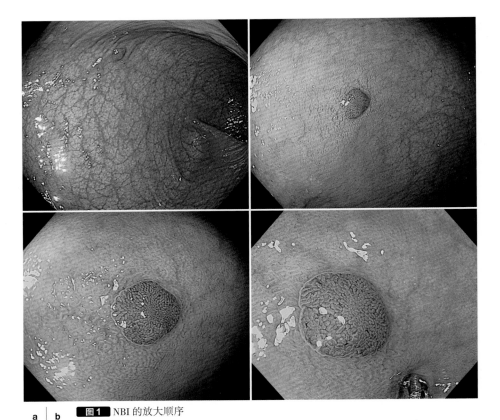

a	b
c	d

图1 NBI 的放大顺序

a 远观图像。

b 近观图像。

c 近焦距放大图像（45 倍放大）。

d 合用数码放大的图像（63 倍放大）。

公司生产的CF-HQ290I和CF-HQ290ZI。CF-HQ290I是按钮式放大操作，45倍光学聚焦与数码聚焦并用，可以进行最大倍率为90倍的放大观察。只是，在它的倍率上聚焦比较困难，为了得到清晰的图像常常需要消耗时间。另一方面，CF-HQ290ZI是金属式的放大操作，和CF-HQ290I相比稍微费事一些，最大80倍率的光学聚焦功能，可以得到清晰的图像。在异型性高和明确性质的病变，希望使用CF-HQ290ZI。

对病变进行放大观察不是随便做的，在常规内镜下观察到异型性高的预期所见（色调不均一、凹陷、两段隆起等），和预测深度较深层的情况（黏膜紧致、病变周围伸展不好、深的凹陷，NPG样的高隆起等表现），在此基础上，对侧重点的区域进行深一步的观察是很重要的。

放大观察的实际应用

1. NBI 放大观察

在NBI放大观察时，观察到微细血管构造（vessel pattern，VP）和微细表面构造（surface pattern，SP）这两项是非常重要的。

首先，对于上皮性的病变的NBI观察即使不使用放大观察，也有可能很容易鉴别腺瘤/非腺瘤，提高放大倍率，可能诊断出其正确的病变性质（**图1**）。

对其观察的评估有各种各样的分类，现在的学会及研讨会大多使用JNET分类[6]。在JENT分类上，如**图2**所示那样，Type 1是相当于刚开始的上皮性的非肿瘤，Type 2A是腺瘤～低度异

NBI	Type 1	Type 2A	Type 2B	Type 3
血管结构	• 不能识别 *	• 口径规整 • 呈均一性分布（网格状·螺旋状）**	• 口径不同 • 呈不均一性分布	• 分布区血管稀疏 • 粗大血管的断端
表面结构	• 规整的黑色或是白色的点 • 与周围正常黏膜相似	• 规整（管状·树枝状·乳头状）	• 不规整或是不清晰	• 没有结构的区域
预想的组织类型	• 增生性息肉	• 腺瘤～低度异型性癌（Tis）	• 高度异型性癌（Tis/T1a）†	• 高度异型性癌（Tib～）

*：可能认识的情况，和周围正常黏膜同一直径

**：在凹陷型病灶，微细血管多是呈点状分布，也有观察不到规整的网格·螺旋状血管

†：也含有T1b

图2 JNET 分类

型性癌，Type 2B是高度异型性癌（也包含Tis / T1a、T1b），Type 3相当于是高度异型性癌（T1b）。

那么，小·微小上皮腺瘤性病变在NBI观察下呈现的是什么样的变化？一般情况下，这种直径的病变发生腺瘤的频率高一些，癌的发生率低一些，在JENT分类上大多表现为Type 2A型。上皮性肿瘤的异型性高的情况是，出现Type 2B的病变。Takeuchi等[7]研究表明，对10mm以下的黏膜内病变进行NBI放大内镜观察，是有可能对异型度高及低的病变进行鉴别的。

向黏膜下层深层浸润的癌大多呈现为Type 2或是Type 3型。

作者的研究[8]显示，在以前，就病变直径对35例T1b癌病变的NBI下的表现进行讨论，在10mm以下的病变与10mm以上的病变，相同的VP和SP消失。味冈等的研究[9]显示，从病理学上探讨无论直径10mm以下的SM-massive型癌还是10mm以上的SM-massive癌，在临床上进行同样的处理，这是不矛盾的。

从这些来看，10mm以下的病变在NBI放大内镜下的诊断，没有什么特别的地方，通常我们在临床诊断中使用NBI就可以了。

2. 腺管构造（pit patterh）的放大观察

所说的腺管（pit），在黏膜表面相当于腺管开口的部分有非常小的凹陷。从这种凹陷的形态对病变的性质、癌的浸润深度进行诊断的方法叫作腺管构造诊断。腺管构造的分类，现在广泛使用的是工藤·鹤田分类[10]，分为Ⅰ～Ⅴ型（**图3**）。进一步，因为Ⅴ型腺管在临床上应用性高又分为亚类（**图4**）。关于Ⅴ型腺管的定义，在2004年召开的箱根专题研讨会上得到了共识[11-13]。

腺管构造与病理组织相关联，Ⅰ型和Ⅱ型是非肿瘤性病变，Ⅲ型、Ⅳ型主要是腺瘤，Ⅴ型认为相当于是癌的腺管。再加上，轻度不规则的Ⅵ型主要是M～SM轻度浸润癌，高度不规整Ⅵ型及Ⅴ N型相当于是T1b以上深层浸润癌[14]。

然而，大肠小·微小上皮腺瘤性病变呈现的是什么样的腺管构造呢？一般情况下，这种直径的病变由于腺瘤的发生率高，癌的发生率低，在表面凹陷型的病变多呈现为Ⅲs型，表面隆起型及隆起型病变多呈现为ⅢL型及Ⅳ型腺管。

那么，在癌的情况下腺管呈现的是什么样的构造呢？

作者以前在关于10mm以下的癌的病变进行腺管构造的研究中[8]，关于腺管构造与病理组织之间的关系得到以下的结果。

首先，在5mm以下的M～SM癌的52例病变中，呈现Ⅴ型腺管构造的病变发生率为5.8%，其中任何一个都显示出Ⅵ型，剩下的病变是Ⅲs型，ⅢL型或是Ⅳ型。SM2～3癌只有1个病变显示的是Ⅵ型。

在6～10mm的病变中，M～SM1癌的39例病变，呈现Ⅴ型腺管构造的占12.8%，任何一个都

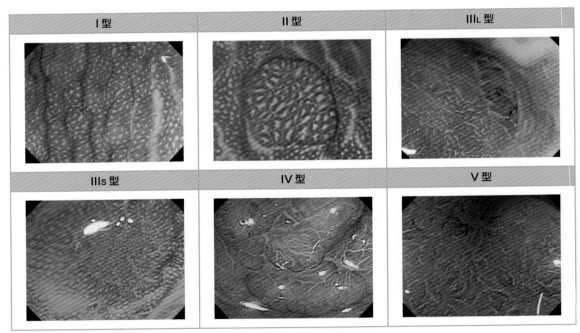

ab c
d e f

图3 腺管结构的分类（结晶紫染色下）

a 类圆形腺管结构。

b 星芒状腺管结构。

c 比正常大的管状、类圆形腺管结构。

d 比正常小的管状、类圆形腺管结构。

e 树枝状、脑回旋状腺管结构。

f 不规整、无结构或是接近于无结构腺管结构。

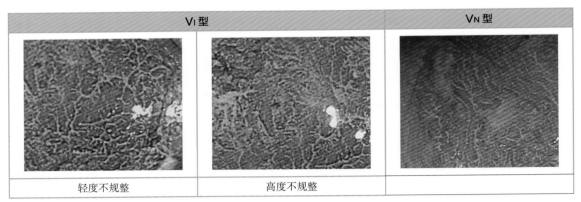

a b c

图4 V型腺管的亚类

a 轻度不规整 VI 型。VI（不规整）：形状不规整、不整齐的腺管结构。

b 高度不规整 VI 型。VI（不规整）：形状不规整、不整齐的腺管结构。

c VN 型。VN（无结构）：形状不规整、不整齐的腺管结构数量减少，无结构或是接近于无结构。

有V_I型变化，剩下的病变Ⅲs型、ⅢL型或是Ⅳ型。SM2~3型癌的10例病变中，90%是Ⅴ型，5个病变是V_I型，4个病变是V_N型，1例是Ⅴ型以外的类型。

另外，为我井等[15]对10mm以下的SM癌的腺管构造的肉眼观及浸润深度分别进行探讨。结果显示，到达SM浅层凹陷型的癌大多呈现出Ⅲ型，深部浸润的癌V_N型的发生率高，在SM浅层的隆起型癌和深部浸润癌腺管构造没有差别，有半数以上是Ⅴ型病变，报告中很少有呈现V_N型的病变。总的来说，关于10mm以下的大肠癌的腺管构造诊断，在5mm以下的微小病变多呈现出Ⅴ型以外的病变，认为可能是因为T1b的发生率低，所以V_N型的病变很稀少。在6~10mm的大肠癌中，由于癌以及T1b型癌发生率较高，大多呈现为Ⅴ型，V_N型病变也是不少。

从这些结果来看，在10mm以下的病变，对腺管构造的放大内镜诊断，没有特别的东西，通常我们使用的腺管构造诊断学就可以很好地诊断了。

放大内镜的诊断流程

在大肠小·微小上皮腺瘤性病变，首先在普通内镜下很容易对肿瘤及非肿瘤进行诊断。再有，诊断困惑的时候，使用NBI能进一步明确诊断。

另外，在腺瘤、癌的鉴别诊断上，只用普通内镜诊断多数是比较困难的，像前面所述的，着重观察凹陷、二段隆起、色彩不均一等现象，认为看到这些现象的时候，使用操作简单的NBI放大内镜观察认为Type 2B的发生率低，着重观察有无Type 3的表现。

因为Type 2A型病变的癌的发生率低，且T1b型癌的发生率极低，因此使用结晶紫染色观察腺管构造的放大观察缺乏必要性。还有，Type 2或Type 3型的病变，使用结晶紫染色放大观察腺管结构相对于精度高的诊断方法，更能够得到正确的诊断。即使在Type 3型病变中，这种直径下T1b癌的发生率低，JNET分类也有探讨的余地，

希望能对腺管构造进行放大观察，慎重地诊断。

病例

[病例1]（图5）

在白光观察下，直肠下段看到长径5mm的发红的隆起型病变（**图5a**）。病变的肛侧可见浅的凹陷，黏膜紧致感及看到病变周围正常黏膜的延展性不是很明朗的，即使喷洒靛胭脂，也是看到同样的情况（**图5b**）。普通内镜下看到可疑腺瘤或是Tis~T1a癌。在NBI放大观察下，因为病变直径小，充分的观察比较困难，VP、SP都没有看到明显的不规整，JNET分类为Type 2A（**图5c**）。综合诊断为Tis~T1a型癌。内镜下行黏膜切除术（endoscopic mucosal resection，EMR）。切除的标本是直径为4mm的隆起型病变（**图5d**）。病理组织诊断为高分化管状腺癌，浸润深度为Tis，凹陷的部位也是异型性高的癌（**图5e，f**）。

[病例2]（图6）

在白光观察下，在乙状结肠可见长径10mm大小的隆起型病变。病变的中央伴有浅的凹陷，周围呈现出浅红色。黏膜紧致感及和周围正常黏膜之间的延展不良性不是很明显（**图6a**）。即使喷洒靛胭脂，也是看到同样的情况（**图6b**）。常规诊断下可疑为Tis~T1a癌。NBI放大内镜观察下，VP、SP都不规整，JNET分类诊断为Type 2B型，认为是异型性高的癌（**图6c**）。在结晶紫染色下观察腺管构造，呈现轻度不规整的Ⅳ型变化（**图6d**）。综合诊断为Tis~T1a癌，行EMR治疗。切除的标本是直径10mm的隆起型病变（**图6e**）。病理学诊断是：伴有腺瘤成分的高分化腺癌，浸润深度为Tis（**图6f，g**）。

[病例3]（图7）

在白光观察下，在乙状结肠可见长径略小于10mm的平坦隆起型病变。病变的中央伴有浅的不规则的凹陷，周围呈现出浅红色。黏膜紧致感及和周围正常黏膜之间的延展不良性不是很明显（**图7a**）。即使喷洒靛胭脂，也是看到同样的情况（**图7b**）。常规诊断下可疑为Tis~T1a癌。

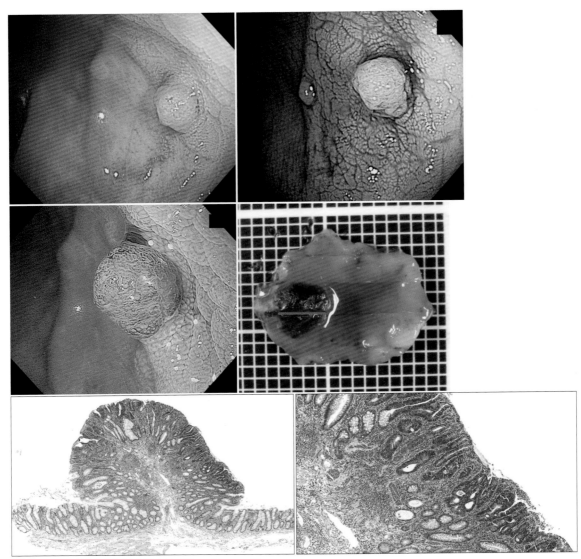

a	b
c	d
e	f

图5 [病例1] 直肠下段 Is 型，pTis 癌

a 常规内镜下图像。

b 靛胭脂染色像。

c NBI 放大图像。

d 切除标本的固定图像。

e 病理组织图像（放大镜像）。

f 病理组织图像（扩大像）。

NBI 放大内镜观察下，VP、SP 都不规整，在病变中央，血管密度稀疏，构造也不明朗，判断比较困难，诊断为 JNET 分类的 Type 3 型（**图7c**）。结晶紫染色下观察腺管构造，大部分是轻度不规则的 V_I 型，一部分呈现为高度不规则的 V_I 型

（**图7d**）。虽然诊断为 T1b 癌，因为病变直径小，本病例行超声内镜（endoscopic ultrasonography，EUS）检查，病变浸润到固有肌层附近，诊断为 T1b 癌（**图7e**）。实行了肠管切除术。在切下来的标本上，病变是长径为 8mm 的 Ⅱa+Ⅱc 型病变

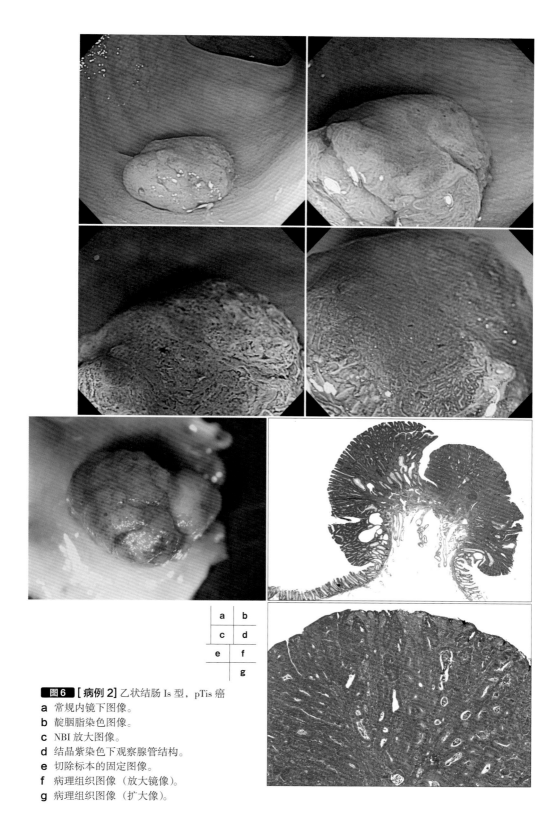

图6 [病例2] 乙状结肠 Is 型，pTis 癌

a 常规内镜下图像。

b 靛胭脂染色图像。

c NBI 放大图像。

d 结晶紫染色下观察腺管结构。

e 切除标本的固定图像。

f 病理组织图像（放大镜像）。

g 病理组织图像（扩大像）。

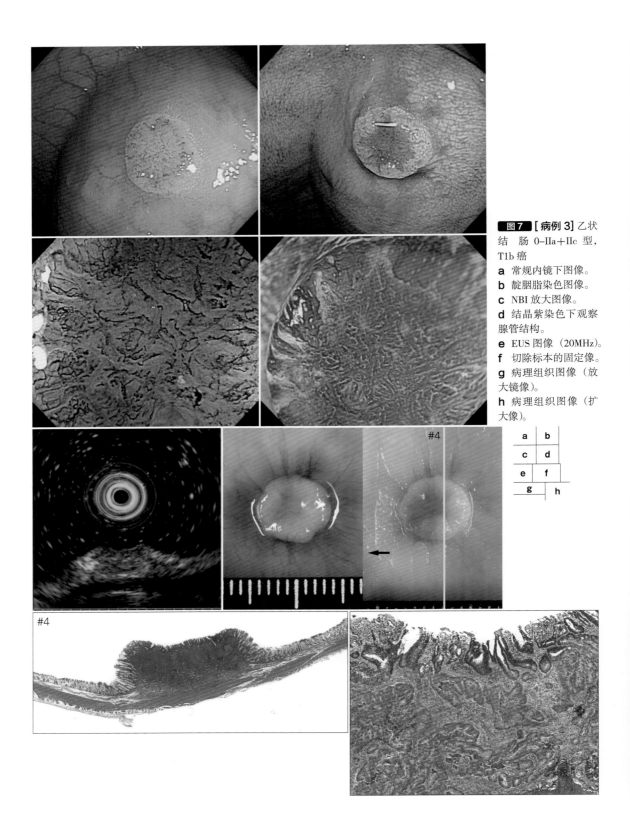

图7［病例3］乙状结肠 0–IIa＋IIc 型，T1b 癌

a 常规内镜下图像。
b 靛胭脂染色图像。
c NBI 放大图像。
d 结晶紫染色下观察腺管结构。
e EUS 图像（20MHz）。
f 切除标本的固定像。
g 病理组织图像（放大镜像）。
h 病理组织图像（扩大像）。

a	b
c	d
e	f
g	h

（**图 7f**），病理诊断为中分化管状腺癌，浸润深度为 T1b（**图 7g，h**）。

总结

本文叙述了大肠小·微小病变关于放大内镜的诊断。这种直径的病变，腺瘤的发生率高，特别是在 5mm 以下的病变，除外预想的异型性高的病变，没有必要行放大观察。只是在 6 ~ 10mm 的病变，癌的发生率也是比较高的，在常规观察基础上，进行 NBI 放大观察，对异型性高或是癌的病变进行诊断时，进行结晶紫喷洒对腺管构造进行放大观察，有助于明确诊断。

参考文献

[1] Winawer SJ, Zauber AG, Ho MN, et al. Prevention of colorectal cancer by colonoscopic polypectomy. The National Polyp Study Workgroup. N Engl J Med 329：1977–1981, 1993

[2] Zauber AG, Winawer SJ, O'Brien MJ, et al. Colonoscopic polypectomy and long–term prevention of colorectal–cancer deaths. N Engl J Med 366：687–696, 2012

[3] Hewett DG. Colonoscopic polypectomy: current techniques and controversies. Gastroenterol Clin North Am 42：443–458, 2013

[4] Takeuchi Y, Yamashina T, Matsuura N, et al. Feasibility of cold snare polypectomy in Japan: a pilot study. World J Gastrointest Endosc 25：1250–1256, 2015

[5] 河野弘志，鶴田修，辻雄一郎，他．どう扱うか，小さなポリープ—10mm 以下の大腸腫瘍性病変の取扱い．Intestine 4：245–251, 2000

[6] 斎藤豊，松田尚久，中島健，他．The Japan NBI Expert Team（JNET）大腸拡大 Narrow Band Imaging（NBI）分類の紹介．Gastroenterol Endosc 58：2314–2322, 2016

[7] Takeuchi Y, Hanafusa M, Kanzaki H, et al. Proposal of a new 'resect and discard' strategy using magnifying narrow band imaging: pilot study of diagnostic accuracy. Dig Endosc 26：90–97, 2014

[8] 河野弘志，鶴田修，前山泰彦，他．大腸 SM 癌における「小さな大腸癌」の特徴—各種診断法による深達度診断，治療方針の立て方．Intestine 16：299–306, 2012

[9] 味岡洋一，渡辺英伸，横山淳二，他．10mm 以下の大腸 sm massive 癌の病理学的特徴．胃と腸 36：1353–1362, 2001

[10] 田中信治，寺井毅，今井靖，他．座談会—V 型 pit pattern 診断の臨床的意義と問題点．早期大腸癌 5：595–613, 2001

[11] 工藤進英，倉橋利徳，樫田博史，他．大腸腫瘍に対する拡大内視鏡観察と深達度診断—箱根シンポジウムにおける V 型亜分類の意義．胃と腸 39：747–752, 2004

[12] 林俊壱，味岡洋一，太田宏信，他．SM massive 癌診断における間質所見の重要性—「stromal area の染色性低下」と SA pattern の意義．早期大腸癌 11：409–413, 2007

[13] 工藤進英．大腸 pit pattern 診断．医学書院, 2010

[14] 河野弘志，鶴田修，上野恵理奈，他．pit pattern 観察による早期大腸癌の深達度診断．胃と腸 50：676–685, 2015

[15] 為我井芳郎，工藤進英，池原伸直，他．大腸 sm massive 癌（大きさ 10mm 以下）の内視鏡診断—臨床病理学的見地から．胃と腸 36：1391–1401, 2001

Summary

Endoscopic Diagnosis of Colorectal Epithelial Neoplasia Less than 10mm in Size

Hiroshi Kawano[1], Osamu Tsuruta[2–3], Erina Ueno[1], Wataru Fukami, Tomonori Cho, Sho Shibata, Yujiro Watanabe, Kousei Yamada, Yohei Ito, Keiichi Mitsuyama[2], Takuji Torimura

Minute ($\leq$ 5mm in size) epithelial neoplastic lesions display a high incidence of adenoma and a low incidence of carcinoma. Therefore, magnifying endoscopic observation by narrow band imaging (NBI) need to be performed only for those lesions suspected of being caused by high-grade adenoma or carcinoma, identified by conventional endoscopy. However, small (6 ~ 10mm) epithelial neoplastic lesions have a high incidence of carcinoma and low incidence of adenoma compared to minute lesions. Thus, it is necessary to perform magnifying endoscopic observation using NBI for the lesions suspected of being caused by carcinoma and observe the pit patterns in the lesions by crystal violet staining.

[1] Division of Gastroenterology, St. Mary's Hospital, Kurume, Japan

[2] Division of Gastroenterology, Department of Medicine, Kurume University School of Medicine, Kurume, Japan

[3] Division of Endoscopy, Kurume University School of Medicine, Kurume, Japan

大肠小·微小病变的治疗和术后并发症

——cold forceps polypectomy（冷钳息肉切除术）

浦冈 俊夫[1]

中牟田 爽史

砂田 由纪惠

平井 悠一郎

洼泽 阳子

伴野 繁雄

木下 聪

松下 美纱子

森 英毅

中里 圭宏

菊池 真大

西泽 俊宏

概述 ● 不通过高频通电的冷切除法作为小息肉摘除法越来越普及。CFP 是用活检钳进行冷切除，使用开口大的 Jumbo 钳可以简单、迅速、安全地钳除 5mm 以下的微小腺瘤，切除后的标本也可以 100% 地回收。虽然术后出血、穿孔的并发症的危险性基本上没有报道，没有了高频通电抑制远期复发的燃烧效应，使用 Jumbo 钳确保一次性的切除率，病变摘除后使用 water-jet 功能形成填塞及使用加强内镜 NBI 等的图像必须对残端进行确认。今后，包括服用抗凝药物的患者，期待可以广泛应用 CFP 治疗。

关键词　CFP (cold forceps polypectomy)
cold polypectomy　微小息肉

[1] 国立病院機構東京医療センター消化器科　〒 152-8902 東京都目黒区東が丘 2 丁目 5-1

介绍

在大肠内镜检查中发现的病变，大多是不足 10mm 的小病变，而且 5mm 以下的病变占大多数。因此，在实际临床中，5mm 以下病变的诊断及判断适合的治疗的机会很多。但是，对于大肠微小病变的处理，没有达到十足的共识，目前还有必要进行讨论。

大肠小·微小病变诊断为腺瘤性病变，适合于内镜下摘除的情况，为了以摘除直接术后预防出血的目的进行高频通电，对切除的断端进行烧灼，也就是"热"切除，虽然这是现在为止的标准化切除。近些年来，不使用高频通电，直接机械性地摘除——"冷"切除引起了关注。冷切除是用活检钳的 CFP (cold forceps polypectomy) 和圈套器的 CSP (cold snare polypectomy) 两种技术，这两种技术的术后出血的并发症都非常少，以欧美为中心日渐普及 [1-4]。即使在日本，也有达到广泛普及的程度，在日本的学会上，也作为主题引起关注 [5, 6]。

本文作者的研究表明，作为微小腺瘤性病变，积极地行内镜下摘除的情况，CFP 的方法更加合适。本文对微小腺瘤性病变使用此方法的有用性、技术上的诀窍和课题进行解说。

对于大肠微小腺瘤性病变内镜下摘除的适应证

因为左侧结肠及直肠的 5mm 以下的增生性息肉癌变的概率几乎是没有的，因此没有摘除的必要性，但是腺瘤的场合是怎样的呢？ 在日本，微小病变，例如即使诊断为腺瘤性的情况下也没有积极地摘除。在日本消化病学会 2014 年发刊的《大肠息肉诊疗指南》[7]里的临床问题CQ 5-2里，记录了"直径5mm以下的隆起型微小腺瘤原则上允许观察"，癌变的概率低，形态变化少，伴随内镜下摘除后并发症的发生率等理由。在平均观察周期为7.8年的202例病变的前瞻性研究[8]中，其中6mm以上增大的占20%，10mm以上增大的占0.5%。虽然存在选择偏倚，病变的形态变化没有那么大。再有在CQ 5-2中，对微小病变的观察推荐3年做1次肠镜检查。

只是，即使是5mm以下，腺瘤 – 癌序列学说的风险也是存在的[9]，诊断为腺瘤性息肉的病变，不论大小，为了抑制大肠癌的发生率及死亡率[10]，基本上全部摘除也是合乎情理的。在9个前瞻性的研究中，含有微小病变的9mm以下的腺瘤1034处病变的Meta分析显示[11]，其中6%的病变在数年以内，高危腺瘤[10mm以上，重度异型增生（黏膜内癌）及含有绒毛状病变]有长大。还有1例，5年半后有复发症状，在同一部位确认进展期癌。

这个Meta分析采用的论文的观察期间大多数是数年以内和观察期间不充足，要是微小病变的话，不能说多数的腺瘤将来不癌变。不摘除的情况下，即使劝说其进行观察，像上述的那1例，患者不一定是以观察为目的的复查，即使能进行复诊，也没有证据显示确定其适当的复查期间。从这点来看，日本以外的"微小腺瘤随访观察就行了"的指南是不存在的。

《大肠息肉诊疗指南》[7]，一方面考虑到伴随内镜下摘除的并发症的风险，一方面考虑到"有微小腺瘤的患者术后出血、穿孔的危险性"，另一方面确定了并发症基本上没有行病变摘除的技法的话，认为以抑制大肠癌的发生和死亡风险的内镜下摘除也是推荐的。它的术后并发症的发生是极少的，期待"冷切除"和"热切除"具有同等的效果。

CFP的有用性及安全性报告

在CFP是使用与活检一样的钳子，这个技术适用于不问肉眼表型，在内镜下诊断为腺瘤及SSA/P（sessile serrated adenoma/ polyp）的微小病变。

关于CFP的治疗成果有各种各样的报告[3, 12-19]，在**表1**进行说明。

1. 对微小病变，CFP的一次性切除率

在CFP病变的一次切除率，一般使用活检钳的情况下，虽说报道是20%~ 40%[13]，但是根据报告对象病变直径等一次性切除判断法不同很难进行统一的比较。

近些年来，开发出了比能够进行CFP的活检钳子的杯口容量扩大了2倍以上的Jumbo活检钳（**图1**）。作者们根据多中心的前瞻性研究[3]，腺瘤和术前内镜下诊断的224例微小病变（平均肿瘤直径3.3mm），使用Jumbo活检钳的一次性切除率是85%。一次性切除率是指切除后充分地注水，使用NBI放大观察进行判定的。在肿瘤直径方面，在2mm是100%，3mm是96%，4mm是88%，与使用常规活检钳的CFP的报告[12, 13, 18]相比，效率更高。虽然在5mm直径时是70%，稍微低了一些，基本上再加1次就可以完全摘除。从欧美的随机化比较实验来看，一次切除率及一次没有切除再追加切除次数的情况下，也显示了Jumbo活检钳的有效性[15]。期待试用Jumbo活检钳能确实地一次性切除。

还有，Jumbo活检钳，原来是为了得到活检样本而开发的，作者们提出在冷切除术后使用样本活检钳，在那之后，作为冷切除用的Jumbo活检钳（Radial Jaw 4 Jumbo Cold Polypectomy Forceps）受到药事局认可，波士顿公司现在在销售。

2. CFP伴随的并发症

必须进行高频通电的包括EMR、热活检等任何一个热切除术，不只影响黏膜下层也影响黏膜肌层，由于组织烧灼后有一定概率的术后出血及肠穿孔，在日本多中心的问卷调查中[20]，对微小病变，在各种研究中认为热切除后的术后出血占0.26%，迟发性穿孔占0.01%。病变考虑是微小腺瘤的时候，一定要避免术后并发症。另外，没有必要高频通电，对黏膜下层影响少的冷切除法，之前的文献基本上没有并发症报道[1, 3]。

表1 CFP 的治疗成果的报告

报告	报告年份	例数	病变长径 (mm)	设备型号	术后出血率	穿孔率
Woods 等[12]	1989	79	2.9	7mm 活检钳（Olympus）	0%	0%
Efthymiou 等[13]	2011	54	3（2 ~ 5）	Radial Jaw 3（Boston Scientific）	0%	0%
Repici 等[14]	2012	627	4.7（± 1.3）	N.A.	0%	0%
Draganov 等[15]	2012	151	N.A.	Radial Jaw 4 CFP 专用 Jumbo 钳（Boston Scientific）	0%（1.4%*）	0%
Lee 等[16]	2013	58	3.46（± 1.13）	FB-24U-1（Olympus）	0%	0%
Jung 等[17]	2013	86	N.A.	（MTW）	0%	0%
Uraoka 等[3]	2014	223	3.3	Radial Jaw 4 CFP 专用 Jumbo 钳（Boston Scientific）	0%	0%
Kim 等[18]	2015	75	4.4（± 1.5）	FB-24U-1（Olympus）	0%	0%
Park 等[19]	2016	116	N.A.	（MTW）	0%	0%

＊：轻微出血率；N.A.：未记录

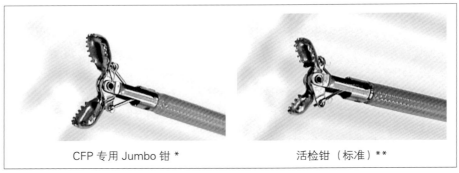

CFP 专用 Jumbo 钳 ＊　　　　　活检钳（标准）＊＊

图1 冷切除专用的 Jumbo 钳和活检钳
＊：径向 4 孔的冷切除钳
＊＊：径向 4 孔的标准活检钳

（1）术后出血

在**表1**的各报告中关于术后出血的定义，没有一致性，概述为"有必要行紧急内镜下检查或是输血，在血红蛋白低于2.0g/ml的情况"。只是在任何一个报告，都没有认为是术后出血。CFP治疗使用Jumbo活检钳时，从作者的经验来看，也没有出现术后出血。

对口服抗凝药物的患者在《消化内镜诊疗指南》中显示，常规的内镜下息肉摘除术是具有高风险的群组[21]。从到现在为止的 CFP 的术后出血率来看，本技术与活检同样是低风险度手段，允许使用。假如从低风险度的技术和判断来看，减少了抗凝药物停药的必要性。

（2）穿孔

CFP 的术后及迟发性穿孔如**表1**所示的一样，1例也没有报道。无论使用一般活检钳还是

Jumbo 钳都是一样。

3. CFP 术后的局部复发

病变对象在不足 5mm 甚至更小的时候，CFP 技术因为是没有烧灼组织因此术后瘢痕不明显，很难判断局部有没有复发。因此，关于 CFP 术后局部复发的临床实验报告很少。对 1111 处微小病变的 CFP 病例重新评估后进行随访研究[22]，明确的 CFP 术后瘢痕上复发和在回盲瓣等部位明确标记后，确定复发率为 4%，CFP 时和怀疑复发和距肛门的距离大概一致的病变的可能复发率报告了是 11%[22]。只是，确诊复发的判定困难，可能复发的定义认为是比较含糊的感觉。在本研究中，钳子是使用常规的活检钳，为了抑制局部复发使用 Jumbo 钳及后面叙述的由于 water-jet 功能对切出面的填塞，为了充分确认 CFP 之后切除面使用 NBI 进行观察。推测比本文作者们进行的 CFP 的局部复发率的结果高。

4. CFP 的其他优点

在 CFP，不使用高频通电，不需要连接板，和一直以来的含有热钳的息肉摘除法相比较短时间内可以完成。还有，病变切除后有可能回收全部的病变，不需要很长时间。

CFP 的实际应用技巧

1）看到微小病变后，常规观察、NBI 等加强观察要是能够判断为腺瘤的话，就是 CFP 的适应证（**图2a，b**）。不用管肉眼判断的类型。

2）钳子不用全部张开，打开一半的状态将病变像杯口中包入样夹住。使用 Jumbo 钳，将微小息肉的大部分向杯口内收集（**图2c**）。将钳子全部张开压紧，Jumbo 钳的分支部分沿长纵轴方向，产生了哑铃状的黏膜缺损，是导致病变残留的原因。

3）确认病变收进杯口内，像活检时候一样，机械地摘除。病变，通过拔出钳子收集。

4）和活检一样，病变摘除后，从一次性摘除的部位确认渗血、出血，向黏膜缺损的部分使用 water-jet 功能，形成填塞止血，谋求像压迫止血那样减少出血量（**图2d**）。填塞式止血即使

在内镜下不能完全确认，像胃内活检一样，期待自然止血，CFP 操作时，要是担心或是认为有搏动性出血的时候，也可以行钳夹止血。

5）使用 water-jet 功能形成填塞性止血的目的，除外压迫性止血以外确认摘除后有无残留。加上 NBI 等强化内镜的放大观察，更容易确认完全摘除的情况（**图2e**）。没有必要进行全变焦，稍微放大一点儿的 NBI 就足够观察了。

冷切除的问题点

在 CFP 没有使用高频通电热切除引起热烧灼。在切除之后残留的判断，与热切除术后相比，需要更详细的内镜下观察。还有，因为没有热烧灼，认为对病理学残端的判断有用处，实际上，比较多的是对切除断端的判定还是困难的，病理组织学上判定一次性切除不明了的也是有不少的。

在这样的担忧情况下，在有可能使用 water-jet 功能形成填塞及 NBI 放大内镜观察的情况下，应该考虑行 CFP。

总结

对微小腺瘤性病变的 CFP 的实用性、技术上的窍门作为课题进行解析。微小大肠腺瘤的内镜下摘除，要是考虑是低度恶性的病变，寻求简单、安全性高的技术。CFP 的技术简单，术后并发症的风险极低，摘除病变的回收率是 100%，是微小病变的理想摘除方法。另一方面，对于局部残留复发的问题，为了解决问题，使用 Jumbo 钳，在摘除后直接使用 water-jet 形成填塞，认为必须使用 NBI 放大观察确认局部残留问题。今后，在服用抗凝药物的患者中，安全性也很明了，期待 CFP 能普及起来。

参考文献

[1] Ferlitsch M，Moss A，Hassan C，et al. Colorectal polypectomy and endoscopic mucosal resection（EMR）：European Society of Gastrointestinal Endoscopy（ESGE）Clinical Guideline. Endoscopy 49：270-297，2017

[2] Tappero G，Gaia E，De Giuli P，et al. Cold snare excision of small colorectal polyps. Gastrointest Endosc 38：310-313，1992

[3] Uraoka T，Ramberan H，Matsuda T，et al. Cold polypectomy

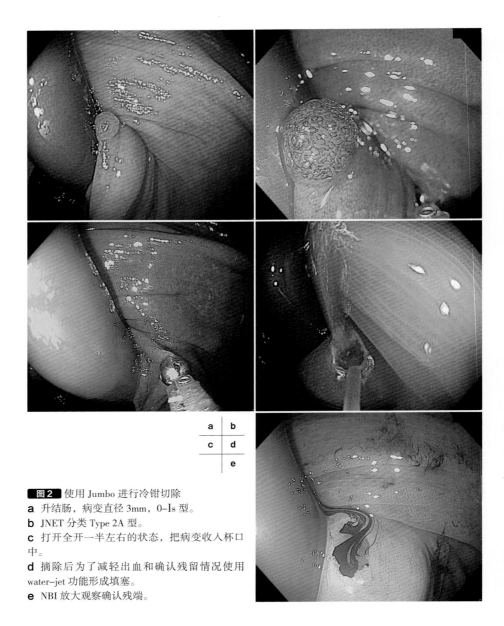

a	b
c	d
	e

图2 使用 Jumbo 进行冷钳切除

a 升结肠，病变直径 3mm，0–Is 型。

b JNET 分类 Type 2A 型。

c 打开全开一半左右的状态，把病变收入杯口中。

d 摘除后为了减轻出血和确认残留情况使用 water–jet 功能形成填塞。

e NBI 放大观察确认残端。

techniques for diminutive polyps in the colorectum. Dig Endosc 26 〔Suppl 2〕：98–103，2014

[4] 浦岡俊夫，松田尚久. 小型大腸ポリープに対する Cold polypectomy. Gastroenterol Endosc 57：2370–2308，2015

[5] Ichise Y，Horiuchi A，Nakayama Y，et al. Prospective randomized comparison of cold snare polypectomy and conventional polypectomy for small colorectal polyps. Digestion 84：78–81，2011

[6] Takeuchi Y，Yamashina T，Matsuura N，et al. Feasibility of cold snare polypectomy in Japan：A pilot study. World J Gastrointest Endosc 7：1250–1256，2015

[7] 日本消化器病学会〔編〕. 大腸ポリープ診療ガイドライン 2014. 南江堂，2014

[8] Mizuno K，Suzuki Y，Takeuchi M，et al. Natural history of diminutive colorectal polyps：long–term prospective observation by colonoscopy. Dig Endosc 26〔Suppl 2〕：84–89，2014

[9] Haggar FA，Boushey RP. Colorectal cancer epidemiology：incidence，mortality，survival，and risk factors. Clin Colon Rectal Surg 22：191–197，2009

[10] Zauber AG，Winawer SJ，O'Brien MJ，et al. Colonoscopic polypectomy and long–term prevention of colorectal–cancer deaths. N Engl J Med 366：687–696，2012

[11] Vleugels JLA, Hazewinkel Y, Fockens P, et al. Natural history of diminutive and small colorectal polyps: a systematic literature review. Gastrointest Endosc 85: 1169–1176, 2017

[12] Woods A, Sanowski RA, Wadas DD. Eradication of diminutive polyps: a prospective evaluation of bipolar coagulation versus conventional biopsy removal. Gastrointest Endosc 35: 536–540, 1989

[13] Efthymiou M, Taylor AC, Desmond PV, et al. Biopsy forceps is inadequate for the resection of diminutive polyps. Endoscopy 43: 312–316, 2011

[14] Repici A, Hassan C, Vitetta E, et al. Safety of cold polypectomy for < 10mm polyps at colonoscopy: a prospective multicenter study. Endoscopy 44: 27–31, 2012

[15] Draganov PV, Chang MN, Alkhasawneh A, et al. Randomized, controlled trial of standard, large-capacity versus jumbo biopsy forceps for polypectomy of small, sessile, colorectal polyps. Gastrointest Endosc 75: 118–126, 2012

[16] Lee CK, Shim JJ, Jang JY. Cold snare polypectomy vs. Cold forceps polypectomy using double-biopsy technique for removal of diminutive colorectal polyps: a prospective randomized study. Am J Gastroenterol 108: 1593–1600, 2013

[17] Jung YS, Park JH, Kim HJ, et al. Complete biopsy resection of diminutive polyps. Endoscopy 45: 1024–1029, 2013

[18] Kim JS, Lee BI, Choi H, et al. Cold snare polypectomy versus cold forceps polypectomy for diminutive and small colorectal polyps: a randomized controlled trial. Gastrointest Endosc 81: 741–747, 2015

[19] Park SK, Ko BM, Han JPA, et al. A prospective randomized comparative study of cold forceps polypectomy by using narrow-band imaging endoscopy versus cold snare polypectomy in patients with diminutive colorectal polyps. Gastrointest Endosc 83: 527–532, 2016

[20] Oka S, Tanaka S, Kanao H, et al. Current status in the occurrence of postoperative bleeding, perforation and residual/local recurrence during colonoscopic treatment in Japan. Dig Endosc 22: 376–380, 2010

[21] 藤本一眞，藤城光弘，加藤元嗣，他．抗血栓薬服用者に対する消化器内視鏡診療ガイドライン．Gastroenterol Endosc 54: 2073–2102, 2012

[22] Lee HS, Park HW, Lee JS, et al. Treatment outcomes and recurrence following standard cold forceps polypectomy for diminutive polyps. Surg Endosc 31: 159–169, 2017

Summary

Cold Forceps Polypectomy and its Complications

Toshio Uraoka[1], Soshi Nakamuta,
Yukie Sunata, Yuichiro Hirai,
Yoko Kubosawa, Shigeo Banno,
Satoshi Kinoshita, Misako Matsushita,
Hideki Mori, Yoshihiro Nakazato,
Masahiro Kikuchi, Toshihiro Nishizawa

Cold polypectomy without electrocautery has been used for removing diminutive and small polyps. CFP (Cold forceps polypectomy) using forceps is one of the polypectomy techniques. Jumbo forceps designed with a greater capacity are adequate for removing diminutive polyps. This technique is easy, quick, and safe, with a polyp retrieval rate of 100%. Although no study has reported related complications, such as delayed bleeding and/or immediate perforation, with CFP, it poses a risk of local recurrence because of no electrocautery effect after polypectomy. For complete removal, the post-polypectomy site should be assessed using narrow band imaging with magnification after creating a submucosa tamponade using water-jet irrigation. We anticipate widespread recognition of CFP for eradicating diminutive polyps without any complications.

[1] Department of Gastroenterology, National Hospital Organization Tokyo Medical Center, Tokyo

主题 大肠小·微小病变冷切除的意义和课题

大肠小·微小病变的治疗和术后并发症

——冷圈套切除的课题和可能性

松浦 伦子[1]

竹内 洋司

上堂 文也

七条 智圣

金坂 卓

前川 聪

赤坂 智史[1, 2]

鼻冈 升[1, 3]

山本 幸子[1]

东野 晃治

石原 立

龙田 正晴

饭石 浩康[1, 4]

概述● 没有伴有通电的 CSP 作为 10mm 以下小息肉切除的并发症少的治疗方法众所周知，关于息肉残留的可能性，术后出血实际所发生的频率的回顾性研究的报告比较少。这次，作者们对息肉残留的可能性及术后出血率进行回顾性研究。CSP 的组织学上息肉残端判定不明确的（HMX）有 67.1%，CSP 摘除后，黏膜缺损追加 EMR 切除时，认为只有 3.9% 有残留。对切除标本的残端进行评价，实际上不能完全反映出来。还有，迟发性出血息肉单位在 0.3%，病历单位是 1.1%，术后出血都是非常少的。要是能充分认识病变残留及迟发性出血的可能性，充分理解适应证，CSP 是可以安全实施的。

关键词 小息肉 冷切除 冷圈套切除 病变残留 术后出血

[1] 大阪国際がんセンター消化管内科 〒541–8567 大阪市中央区大手前 3 丁目 1–69E–mail; matuura–no@mc.pref.osaka.jp
[2] 大阪医療センター消化器内科
[3] 宝塚市立病院消化器内科
[4] 市立伊丹病院

介绍

研究结果表明大肠腺瘤的内镜下息肉切除术可以使大肠癌的发生率及死亡率降低，能够有效地对大肠癌进行二次预防[1, 2]。内镜下息肉摘除术对大肠癌死亡的预防效果，与风险因素减轻、治疗进步等相比较，临床意义非常高[3]。

一般情况下，不足 10mm 的息肉称为小息肉（small polyp），5mm 以下的息肉称为微小息肉（diminutive polyp）。以体检为目的在大肠镜检查中发现的病变，大多是 10mm 以下的小息肉，其中 5mm 以下的微小息肉占的比例比较多[4]。在《大肠息肉诊疗指南》[5] 中记载了 "5mm 以下隆起型病变允许观察随访（提供观察随访方案）"，"只是，平坦·凹陷型病变，肿瘤及癌的鉴别困难的情况下建议内镜下切除"，在发现领域里全部的息肉摘除，形成 "干净结肠" 的标准化治疗。治疗常常是存在风险和益处的平衡，有必要探讨实施的可能性，作为结果，任何一个都存在选择。近些年来，特别是在欧美国家，不通电而使用圈套器或是活检钳进行简单、穿孔及出血率很少的冷切除，这种低风险的治疗方法普及起来了[6]。冷切除在日本也渐渐普及起来，但担心没有通电病变残留，及相关的术后出血的数据不是很完善，因此还不能称为标准化治疗[7]。

冷切除（cold polypectomy）是指用钳子摘除的 CFP（cold forceps polypectomy）和圈套器摘除的 CSP（cold snare polypectomy）。在本文，对 CSP 术

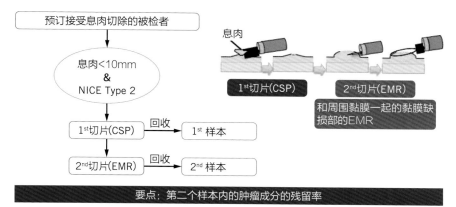

图1 实验设计（讨论1）

后的息肉残留的可能性及术后出血进行探讨。

讨论1：关于CSP不完全切除（息肉残留）的讨论

1. 背景

以往报道了EMR（endoscopic mucosal resection）的术后残留在3.4%~6.8%[4, 8]。关于息肉残留的危险性，在过去的报告中CSP比CFP少[9]，CSP后多在溃疡底部的边缘进行活检，还有息肉直径在7mm以下的比较多，CSP的术后残留率在普及性治疗中还是令人担忧的。

2. 目的

明确CSP的不完全切除（息肉残留）的频率。

3. 方法

在2013年3月—12月期间，登记了NICE（国际结直肠镜NBI）分类的Type 2型不足10mm的非有蒂大肠息肉的前瞻性研究，CSP切除后，黏膜缺损部分连同周围黏膜一起行EMR切除。追加的EMR标本上判断肿瘤的残留问题，对CSP的残留率进行探讨。圈套使用的是13mm六角形圈套器（Boston Scientific制）（**图1**）。

4. 结果

在限定时间内，选取126例病例的362处病变进行息肉切除。解析了120例307处病变（癌·腺瘤）（**图2**）。在病理学诊断上，CSP切除的病灶中，有67.1%的切缘是不明了（HMX）的。追加的EMR的标本中12例病灶[3.9%，（95%置信

区间，1.7%~6.1%）]只认为是肿瘤性病变（**表1，图3**）。也就是说，即使是CSP切除标本的切缘不明了，实际残留的可能性低与既往报道[4, 8]的热切除的结果相比没有逊色，没有必要过分恐惧CSP的术后残留问题[10]。

讨论2：CSP术后相关的出血讨论

1. 背景

伴有通电的切除，在过去的报道中迟发性出血率为1%~3%[11]。既往报道，CSP术中出血率在1.8%~3.4%，术后出血，基本上是0[12, 13]。只是，在前瞻性的研究中，仅限CSP的多数病例中出血概率的报告非常少。

2. 目的

为了明确不足10mm的非有蒂的大肠息肉CSP术相关联的出血发生比例。

3. 方法

内镜下大肠息肉预定切除的病例的适应证：事先判断CSP的适应证以外（10mm以上，怀疑癌，有蒂）的病例，除外遵照指南不能停抗凝药物的病例。登记取得同意参加试验的病例，登记后将CSP适应证以外的病例从解析中除去。圈套器使用的是10mm小圆形的Captivator™ Ⅱ（Boston Scientific制）。将发现的全部是10mm以下的非有蒂的大肠息肉全部CSP切除，回收病变进行组织学分析。根据术者的经验判断术中出血情况，进行钛夹止血。试验治疗判断内镜的处

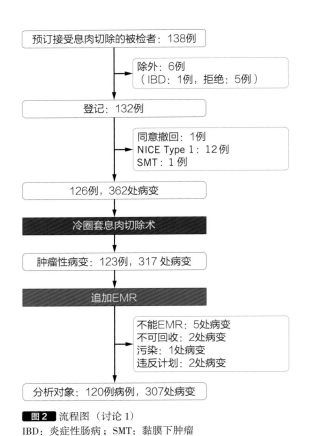

预订接受息肉切除的被检者：138例

→ 除外：6例
（IBD：1例，拒绝：5例）

登记：132例

→ 同意撤回：1例
NICE Type 1：12例
SMT：1例

126例，362处病变

冷圈套息肉切除术

肿瘤性病变：123例，317 处病变

追加EMR

→ 不能EMR：5处病变
不可回收：2处病变
污染：1处病变
违反计划：2处病变

分析对象：120例病例，307处病变

图2 流程图（讨论1）
IBD：炎症性肠病；SMT：黏膜下肿瘤

表1 病例背景（讨论1）

病例	120
性别（男：女）	80：40
年龄中间值（IQR）	70（64～75）岁
适合的息肉数	307
病理组织	
腺瘤	305（99.3%）
癌·黏膜内癌	2（0.7%）
部位	
近位	204（66.4%）
远位	103（33.6%）
病变直径中间值（IQR）	4mm（3～6mm）
形态	
隆起型	237（77.2%）
平坦型	70（22.8%）
水平切缘	
HM0	101（32.9%）
HMX	206（67.1%）
HM1	0

IQR：四分位距

图3 CSP 残留的病例
a 在升结肠的直径在 3mm 大的表面隆起型息肉。
b 进行 CSP。
c 含有周围黏膜的 CSP 的溃疡，EMR 下切除。
d EMR 的标本确认是腺瘤，诊断为病理学上的残留。

a	b
c	d

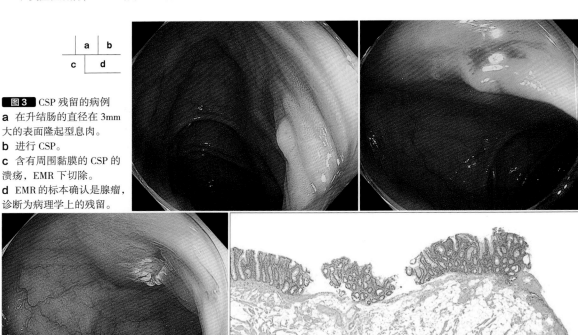

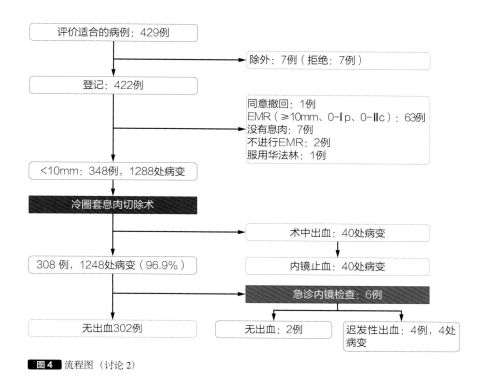

图4 流程图（讨论2）

理结束，拔出内镜的时间点为终止。治疗2周以后，通过门诊问诊有无术后出血，对术后的有害事件进行评估。试验治疗中止血术针对即时性的出血，试验治疗结束后，反复肉眼观察下消化道出血进行紧急内镜检查，认为治疗部位有活动性出血的情况认为是迟发性出血。

4. 结果

2014年1月—2016年1月，讨论了429例的适合病例，登记了422例，登记后有1例退出，除外有CSP适应外的病变、没有合格的病灶、服用华法林的病例（**图4**）。实验登记了348例［性别（男：女）是266：82，年龄中位数（范围）68岁（40～90）岁］，1288处病变［病变直径中位数4mm（1～9）mm，肉眼型（隆起：表面隆起）930：358］进行了CSP治疗（**表2**）。

术后出血40处病变（3.1%）。1例是动脉性出血，全部的出血用钛夹可以止住。剩下的308个病例，1248处病变中，302例（1212处病变）没有出血。通过问诊，轻度血便有17例（4.9%），

术后多次出血可见血便的有6例（1.7%），进行了急诊内镜检查。

认为有活动性出血的有4个病例［1.1%（95%置信区间是0.03%～2.23%）］，4处病变［0.3%（95%置信区间是0.007%～0.600%）］。全部的渗出性出血用钛夹可以很容易止血（**图4**，**图5**）。没有穿孔、息肉切除术后综合征等有害事件。

讨论

CSP是在1992年作为对微小息肉安全的切除法报道的[14]。安全性和简便性作为最大的优点以欧美为中心广泛地普及起来。即使在日本，为了让CSP普及起来，有必要解除对烧灼效果、病变残留、出血量的这些担忧。这次，作者们对CSP术息肉残留的可能性、组织学切缘的评价、出血（术中、术后）进行了前瞻性的探讨。

关于残留问题的探讨，虽然CSP切除的病变中67.1%不能明确地对切缘进行判断，但是实际

残留只是 3.9%（95% 置信区间，1.7% ~ 6.1%），即使不能判断 CSP 的切缘，实际息肉的残端遗留的可能性与以往成果相比较也不逊色，至少，CSP 后切缘的评价和息肉残留的可能性之间相关联性薄弱。只是，由于 CSP 切除后的渗出性出血对内镜下遗留的残端评价困难，初次的圈套切除应该是以一次性切除为目的，认为 CSP 适应于不到 10mm 的病变。只是适用于服用抗凝药物的病例和插入困难的病例在深部结肠发现的病变等，通常即使是适应外的病变，即使有出血的风险和残留的风险，也推荐选择性使用 CSP 分段切除。当然，长期的复发比例在现在还是不明确的，有必要谨慎的选择适用证，对切除后的创面进行详细的观察。

Tutticci 等的研究[15]，有 14%CSP 创面出现纤维状的 base 隆起，同一部位进行活检，80% 含有黏膜肌层。因此，不能否定有向黏膜肌层浸润可能的黏膜内癌在 CSP 下摘除及有病变残留的可能性。向黏膜肌层的浸润即使是在黏膜内癌

表2 病例背景（讨论 2）	
登记病例	348 例
男：女（男性）	266：82（76.4%）
年龄中间值（范围）	68 岁（40 ~ 90 岁）
适合的病灶数	1288
病理组织	
腺瘤	1066（82.8%）
癌	5（0.4%）
其他	217（16.8%）
部位	
近位	793（61.6%）
远位	495（38.4%）
病变直径中间值（范围）	4mm（1 ~ 9mm）
肉眼观	
隆起型	930（72.2%）
表面隆起型	358（27.8%）
水平切缘（肿瘤性病变）	
HM0	474（44.3%）
HM1	0
HMX	597（55.7%）
服用抗凝药物	68（5.2%）
术者（专家）	488（37.9%）

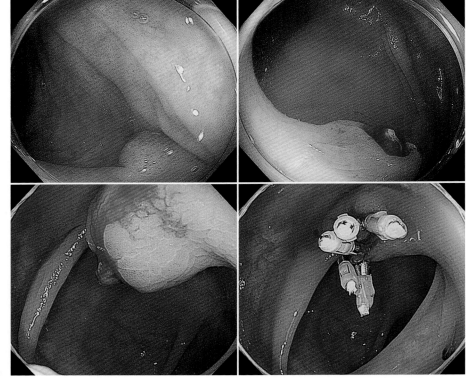

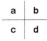

图5 CSP 术后出血病例

a 横结肠的直径是 5mm 大的表面隆起型息肉。

b 行 CSP 术。

c 术后第二天，出现迟发性出血。

d 内镜下用钛夹止血。

整体上也很少见，考虑残留的风险，术前诊断怀疑是癌的情况下，对黏膜下层进行局部注射，确保选择 EMR 能充分地将边缘切除。CSP 与以往的热圈套切除相比，是不通电进行息肉切除的手段，要是应该行 EMR 的病变，没有必要行 CSP 切除。这点，CSP 也是需要进行慎重判断的。

关于术后出血的讨论，术中出血是 40 处病变（3.1%），迟发性出血 4 例 [1.1%（95% 置信区间，0.03% ~ 2.23%）]，4 处病变 [0.3%（95% 置信区间，0.007% ~ 0.60%）]，任何一处都可以用钛夹轻松止血。在过去的关于术后出血的报道中，术中出血是 1.8% ~ 3.4%，迟发性出血是 0[12, 16]。本次探讨的 CSP 的迟发性出血都是没有的。只是，即使是迟发性出血也只是静脉性出血，不需要实施止血术，可以充分使用自然止血。还有些外科医生技术习惯不同，即使有些出血（下消化道出血），等一会儿就吸收了，进行急诊内镜检查的时间点稍微迟一些的话临床就能解决。

虽然一直以来的方法都是有下消化道出血的时候立即行紧急内镜检查，在 CSP 时待看到出血量不减少的情况下紧急行内镜下止血才比较妥当。在临床上，出血在傍晚或是周末发生的话，不仅要在急救时间内把事情做完，还要综合各种各样的因素来判断是否行紧急内镜检查，基本上可以等待出血多的时候认定比较好。在作者所在医院做 CSP 治疗到现在的 5 年中，术后多次轻微血便的患者进行充分沟通。只在即使等待多时出血量还不减少，颜色越来越红等变化的时候，才行紧急内镜检查以确认创伤部。

总结

对不足 10mm 的非有蒂息肉的 CSP，作为出血及穿孔非常少的低侵袭性治疗方法，在日本也渐渐普及起来。虽然大家担忧的问题也在渐渐消除，但还有很多不明了的地方。大家认为 CSP 在将来对不足 10mm 的非有蒂息肉会成为一个标准

治疗，要充分理解其适应证，慎重地进行术前诊断，为了能判断切缘，对摘除后的创伤部进行确认，是有必要进行深度关注的。

参考文献

[1] Winawer SJ, Zauber AG, Ho MN, et al. Prevention of colorectal cancer by colonoscopic polypectomy. The National Polyp Study Workgrou. N Engl J Med 329：1977-1981, 1993

[2] Zauber AG, Winawer SJ, O'Brien MJ, et al. Colonoscopic polypectomy and long-term prevention of colorectal-cancer deaths. N Engl J Med 23：687-696, 2012

[3] Edwards BK, Ward E, Kohler BA, et al. Annual report to the nation on the status of cancer, 1975-2006, featuring colorectal cancer trends and impact of interventions (risk factors, screening, and treatment) to reduce future rates. Cancer 116：544-573, 2010

[4] Pohl H, Srivastava A, Bensen SP, et al. Incomplete polyp resection during colonoscopy results of the complete adenoma resection (CARE) study. Gastroenterology 144：74-80, 2013

[5] 日本消化器病学会（编）. 大腸ポリープ診療ガイドライン. 南江堂, 2014

[6] Hewett DG. Colonoscopic polypectomy：current techniques and controversies. Gastroenterol Clin North Am 42：443-458, 2013

[7] Uraoka T, Ramberan H, Matsuda T, et al. Cold polypectomy techniques for diminutive polyps in the colorectum. Dig Endosc 26 (Suppl 2)：98-103, 2014

[8] 杉坂宏明，池上雅博，木島洋征，他. 大腸内視鏡治療後の遺残・再発例の病理学的特徴像. 消内視鏡 15：951-956, 2003

[9] Lee CK, Shim JJ, Jang JY. Cold snare polypectomy vs. Cold forceps polypectomy using double-biopsy technique for removal of diminutive colorectal polyps：a prospective randomized study. Am J Gastroenterol 108：1593-1600, 2013

[10] Matsuura N, Takeuchi Y, Yamashina T, et al. Incomplete resection rate of cold snare polypectomy：a prospective single-arm observational study. Endoscopy 49：251-257, 2017

[11] 日本消化器内視鏡学会（監）. 消化器内視鏡ガイドライン. 医学書院, p 296, 2006

[12] Takeuchi Y, Yamashina T, Matsuura N, et al. Feasibility of cold snare polypectomy in Japan：A pilot study. World J Gastrointest Endosc 7：1250-1256, 2015

[13] Repici A, Hassan C, Vitetta E, et al. Safety of cold polypectomy for <10mm polyps at colonoscopy：a prospective multicenter study. Endoscopy 44：27-31, 2012

[14] Tappero G, Gaia E, De Giuli P, et al. Cold snare excision of small colorectal polyps. Gastrointest Endosc 38：310-313, 1992

[15] Tuttici N, Burgess NG, Pellise M, et al. Characterization and significance of protrusions in the mucosal defect after cold snare polypectomy. Gastrointest Endosc 82：523-528, 2015

[16] Deenadayalu VP, Rex DK. Colon polyp retrieval after cold snaring. Gastrointest Endosc 62：253-256, 2005

Summary

Cold Snare Polypectomy for Subcentimeter Colorectal Polyps
— Therapies and Adverse Events

Noriko Matsuura[1], Yoji Takeuchi,
Noriya Uedo, Satoki Shichijo,
Takashi Kanesaka, Akira Maekawa,
Tomofumi Akasaka[1-2], Noboru Hanaoka[1, 3],
Sachiko Yamamoto[1], Koji Higashino,
Ryu Ishihara, Masaharu Tatsuta,
Hiroyasu Iishi[1, 4]

CSP (cold snare polypectomy) is a promising technique that does not use electrocautery. CSP is generally accepted as a less invasive procedure that presents a lower risk of adverse events. We investigated the incomplete resection rate and bleeding rate after CSP in single-center prospective studies. The incomplete resection rate was 3.9% [95%CI (confidence interval) 1.7%~6.1%]; however, the polyp lateral margins could not be assessed adequately for 67% of the retrieved polyps. Therefore, we suggest that the assessment of lateral margins in the resected specimens is not appropriate for the evaluation of residual *in situ* polyps. Additionally, delayed bleeding that required endoscopic intervention occurred in four patients (1.1%; 95%CI, 0.03%~2.2%) with four polyps (0.3%; 95%CI, 0.007%~0.6%), all of which were oozing and easily managed with endoscopic clipping. Although it was not eliminated completely, the incidence of delayed bleeding after CSP was remarkably low. Based on our results, we conclude that CSP can be used as a standard endoscopic therapy for subcentimeter polyps.

[1]Department of Gastrointestinal Oncology, Osaka International Cancer Institute, Osaka, Japan

[2]Department of Gastroenterology, National Hospital Organization Osaka National Hospital, Osaka, Japan

[3]Department Of Gastroenterology, Takarazuka City Hospital, Takarazuka, Japan

[4]Itami City Hospital, Itami, Japan

主题 大肠小·微小病变冷切除的意义与课题研究

大肠小·微小病变的治疗和术后并发症

——冷圈套切除的病理学评价和安全性

冈田 雄介[1]

河村 卓二

酒井 浩明

小川 智也

崎山 直邦

上田 悠挥

白川 敦史

真田 香澄

中濑 浩二朗

万代 晃一朗

铃木 安云

盛田 笃广

田中 圣人

宇野 耕治

安田 健治朗

概述●对不足 10mm 的大肠息肉，以行 CSP 和一直以来伴有通电的内镜的黏膜切除术（EMR）为实施对象，在探讨并发症的同时，病理上对腺瘤及癌病变的切缘阴性率进行探讨。EMR 组 1009 例中有 18 例（1.8%）术后出血，CSP 的 797 例中 1 例出血也没有。另一方面，关于病理学切缘，在 CSP 组无论侧面切缘、深部切缘都是阴性率低，有统计学意义。虽然 CSP 是作为安全的治疗手法进行评价的，但关于完全摘除率需要进一步的讨论。

关键词 大肠息肉 大肠息肉切除 内镜治疗 抗凝药

[1] 京都第二赤十字病院消化器内科 〒 602–8026 京都市上京区釜座通丸太町上ル春带町 355 番地 5
E–mail: yokada@kyoto2.jrc.or.jp

介绍

在日本，大肠癌是最多见的癌症之一[1]，对大肠癌的对策是个紧迫的课题。将内镜下诊断为腺瘤的息肉全部进行摘除在将来能降低大肠癌的发生率及死亡率[2]。在美国，随着通过内镜对大肠癌进行筛查的增多，同时有报道称大肠癌的死亡率也在降低[3]。

作为内镜下大肠息肉切除的方法，使用高频电流进行内镜下黏膜切除术（endoscopic mucosal resection，EMR）是一直以来被广泛应用的。只是，息肉切除后，有数例关于出血、消化道穿孔等的术后并发症的报告[4]。很多小的腺瘤性大肠息肉作为预防癌症的目的被摘除，期望尽可能安全的治疗方法。

近些年来，冷切除法作为并发症少的安全的治疗方法引起关注[5, 6]。这次在作者的医院关于日常临床的CSP的安全性，同时与EMR相比较进行探讨，同时也对摘除标本的病理学的切缘进行评价。

对象和方法

1. 安全性评估

选取2012年8月—2015年9月期间，在作者所在医院对大肠息肉行CSP或是EMR治疗的病例中，摘除的对象全部是不足10mm的病例。除外炎症性肠病及家族性息肉病的患者。息肉全部是CSP摘除的CSP单独治疗组，EMR或是CSP/EMR任何一种实施的EMR组，将作为对象对术后并发症的术后出血及消化道穿孔进行回顾性讨论。另外，术后出血是定义为术后有必要在急诊内镜下进行止血处置的病例。还有，口服抗血栓药物的时候，CSP是原则上对服用抗血栓药物的患者按照《消化内镜诊疗指南》[7]的活检标准施行的。

2. 病理学切缘的评估

在2015年1—9月份期间，作者所在医院进行的CSP或是EMR的不足10mm的大肠息肉，对尽可能地回收的腺瘤及癌病变的切缘从病理学上进行回顾性研究。另外，摘除下来的息肉大多是从活检钳口通过吸引通道回收的，全部是贴在海绵上，用福尔马林固定，然后以2mm的间隔进行分析。

内镜治疗的实际情况

1. CSP

CSP适应的病变，是大小在4mm以上、不足10mm的非有蒂的病变，在常规观察及放大观察的时候没有怀疑恶性的时候。圈套器使用的是直径10mm的Captivator Ⅱ（波士顿公司制）。还有对于3mm以下的息肉，主要是使用活检钳进行CFP（冷活检钳息肉切除术）摘除。

在进行CSP时，原则上不进行局部注射，使用圈套器扩张尽可能切缘包含有正常黏膜的标本，一边向黏膜面按压，一边收住圈套器摘除（图1）。为了预防出血的钛夹原则上是不用的。CSP主要在门诊进行治疗。

2. EMR

在选择对象期间，CSP和EMR的选择主要是委托主治医生进行判断的。圈套器主要是使用的rotatable snare 13mm（Boston Scientific制），高频电波装置是ESG-100（Olympus制）。原则上全部病例使用肾上腺素加生理盐水进行黏膜下注射。根据术者的判断为了预防止血使用钛夹，EMR全是入院后进行的。

结果

1. 安全性评价

作为分析对象的1806例病例（3626处病变），CSP单独治疗组是797例（1383处病变），EMR组是1009例（EMR 1915处，CSP 328处）（表1）。也就是说，两组合起来，CSP是1711处病变。两组间平均年龄没有差异。EMR组中男性的比例及平均息肉数多，息肉最大直径大的病例也比较多。抗血栓药在术前也是继续服用的病例，CSP组76.0%，相对的EMR组是24.2%。

术后出血，在EMR组是1.8%（18/1009），相对的CSP单独治疗组797例里一例也没有（$P < 0.01$，表2）。再有，如上所述，EMR组包含CSP摘除的息肉，但出血的病例全是EMR病变。还有，消化道穿孔哪个组都没有。

2. 病理学的切缘评估

作为分析对象的3626处病变，在研究期间进行CSP/EMR的1648处病变除去20例不能回收的，对不足10mm诊断腺瘤或是癌的1130处病变进行病理学的切缘评估（图2）。

进行CSP的有720处病变，EMR是410处病变。大小在5mm以下的，CSP组15.6%（112处），EMR组是5.4%（22处）（$P = 0.01$，表3）。肉眼观，EMR组0-Ⅰ型占80.2%，CSP组占68.6%（$P < 0.01$）。

CSP病变：EMR病变的最终组织学诊断，各种各样腺瘤716处（99.4%）：391处（95.4%），腺瘤内黏膜内癌4处（0.6%）：19处（4.6%）。EMR组内高异型性的腺瘤及黏膜内癌比例高（表4）。侧切缘阴性的比例，EMR 67.3%，相对的CSP组56.8%，CSP组阴性的比例明显低，有统计学意义（表4）。同样的，深部切缘阴性的比例，EMR组是98.5%，相对的CSP组95.0%，比EMR组低，有统计学意义。

一次性摘除的比例，CSP组是98.2%，EMR组是96.6%，没有统计学意义。还有，回收时，裂碎的病变，CSP组8.3%，EMR组8.5%，没有差异。

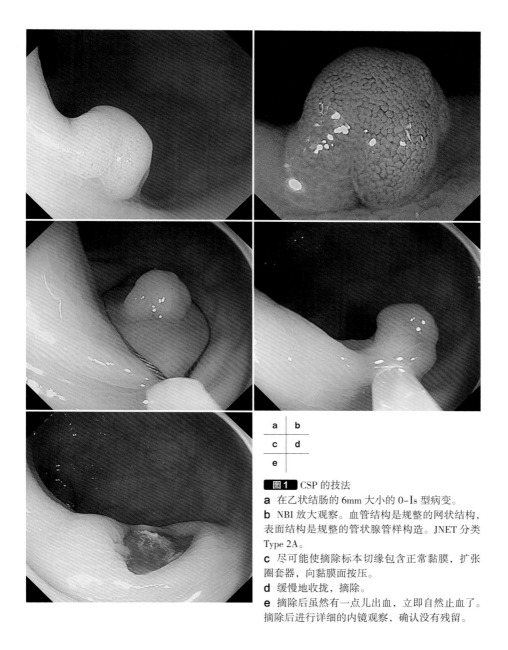

<table>
<tr><td>a</td><td>b</td></tr>
<tr><td>c</td><td>d</td></tr>
<tr><td>e</td><td></td></tr>
</table>

图1 CSP 的技法

a 在乙状结肠的 6mm 大小的 0-Is 型病变。

b NBI 放大观察。血管结构是规整的网状结构，表面结构是规整的管状腺管样构造。JNET 分类 Type 2A。

c 尽可能使摘除标本切缘包含正常黏膜，扩张圈套器，向黏膜面按压。

d 缓慢地收拢，摘除。

e 摘除后虽然有一点儿出血，立即自然止血了。摘除后进行详细的内镜观察，确认没有残留。

讨论

本文作者经过大约 3 年的经验摘除全部不足 10mm 的息肉病变，不论有没有服用抗血栓药物，进行 CSP 的病例均没有术后出血及消化道穿孔。进行 EMR 的病变，因为背景不同，虽然不能一概比较，还是认为 CSP 与 EMR 相比具有可能更加安全的结果。只是，在病理学切缘的判定上，侧切缘及深部切缘共同阴性的比例，CSP 组与 EMR 组相比较低，有统计学意义。

近些年来，CSP 作为评价为安全的治疗方法逐渐普及起来[5, 6]。Repici 等[5]对不足 10mm 的大肠息肉的 1050 处病变进行 CSP，虽然术中出血 18 例（2.2%），没有术后出血。还有，Horiuchi 等[6]

表1 患者背景

	CSP 单独治疗群 n = 797 (例)	EMR 群 n = 1 009 (例)	P 值
男性	472 (59.2%)	657 (65.1%)	0.01*
平均年龄 （范围）	66.7 岁 （19～91 岁）	66.5 岁 （22～92 岁）	0.63**
平均息肉数（范围）	1.7 (1～16)	2.2 (1～24)	< 0.01**
息肉最大直径			< 0.01*
≤ 5mm	77	38	
6～9mm	720	971	
口服抗血栓药物	104 (13.0%)	178 (17.6%)	< 0.01*
内容			
抗凝药	29 (27.9%)	45 (25.3%)	
抗血小板聚集药	65 (62.5%)	115 (64.6%)	
合用	10 (9.6%)	18 (10.1%)	
抗血栓药继续服用	79 (76.0%)	43 (24.2%)	< 0.01*

*：χ^2 检验；**：t 检验

表2 对不足 10mm 息肉各个治疗方法的并发症的比例

	CSP 单独治疗群 n = 797 (例)	EMR 群 n = 1009 (例)	P 值
术后出血	0	18 (1.8%)	< 0.01*
消化道穿孔	0	0	

*：χ^2 检验

表3 进行各种治疗的息肉的特征

	CSP 群 n = 720 (例)	EMR 群 n = 410 (例)	P 值
大小			0.01*
≤ 5mm	112 (15.6%)	22 (5.4%)	
6～9mm	608 (84.4%)	388 (94.6%)	
形态			< 0.01*
0-Ⅰ型	494 (68.6%)	329 (80.2%)	
0-Ⅱ型	226 (31.4%)	81 (19.8%)	

*：χ^2 检验

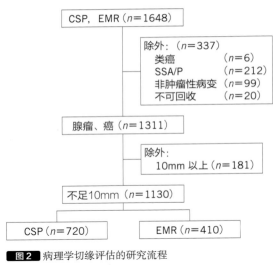

图2 病理学切缘评估的研究流程
SSA/P：广基锯齿型腺癌

研究表明，在华法林持续服用的患者，对于不足10mm的大肠息肉，分为EMR组和CSP组进行讨论的结果显示，CSP组出血明显少，有统计学意义。在本次讨论中，也是支持其关于安全性的报告。

这次，作者们通过评价CSP的完全摘除率，关注到病理学切缘的评估。只是，即使病理学切缘阳性或是评价困难，实际上是否有残留还是不清楚的。近年，Matsuura等[8]报道了对不足10mm的息肉进行CSP治疗后追加EMR，对其病理学结果进行评价。CSP摘除的息肉的病理学的切缘评价困难的病例有67%，报告了任何的残留都是侧方切缘的残端。在本次讨论中，能够判定CSP的侧方切缘阴性的比例与EMR相比是低的，与切

表4 病理组织结果

	CSP 群 n = 720 (例)	EMR 群 n = 410 (例)	P 值
组织			0.01*
腺瘤	716 (99.4%)	391 (95.4%)	
低度异型	688 (95.6%)	317 (77.3%)	
高度异型	28 (3.9%)	74 (18.0%)	
黏膜内癌	4 (0.6%)	19 (4.6%)	
侧方切缘			< 0.01**
阴性	409 (56.8%)	276 (67.3%)	
阳性	59 (8.2%)	26 (6.3%)	
判定困难	252 (35.0%)	108 (26.3%)	
深部切缘			< 0.01**
阴性	684 (95.0%)	404 (98.5%)	
阳性	4 (0.6%)	1 (0.2%)	
判定困难	32 (4.4%)	5 (1.2%)	
一次性切除率	707 (98.2%)	396 (96.6%)	0.09*
回收时破碎	60 (8.3%)	35 (8.5%)	0.91*

*：χ^2 检验；**：阴性群 vs 阳性群 + 判定困难的 χ^2 检验

缘阳性的病变相比较多是切缘判断困难的。CSP摘除的病变，没有伴有通电后的变性，从钳子口回收引起挫伤，考虑可能是容易形成评价困难的原因。改善标本回收的方法，或许可能引起侧方切缘阴性比例的变化。

关注深部切缘，CSP原理上是从黏膜肌层的下方，像剥离一样摘除息肉的技术手法，和EMR相比较黏膜下层的切除不充分的可能性非常大。即使在本次讨论，CSP和EMR的深部切缘阴性的比例分别是95%、98.5%，CSP的病例深部切缘的阴性率比较低。因为对深部切缘的评估有不充分的可能性，内镜下怀疑癌的病变不应该进行CSP治疗。期望即使是小的病变，也最好使用放大内镜或是高画质的内镜近距离进行观察，进行适当的评估再进行切除。

对小息肉，关于CSP的完全摘除率，到现在为止进行了多个比较性的实验。Lee等[9]报道了对5mm以下的息肉的前瞻性研究，和CFP相比CSP完全摘除率的比例高。Kim等[10]报道称对4mm以下的息肉CSP和CFP的完全摘除率是

相同的，5 ~ 7mm的息肉CSP更加好。Komeda等[11]报道了对5mm以下的息肉，CSP与热电凝切除相比，一次性切除率的比例及完全切除的比例高。

像上面叙述的那样，CSP与CFP和热凝切除相比对小息肉的切除有更高的实用性，缺乏和EMR相比较的证据。因此，作者们对不足10mm的息肉进行CSP和EMR的完全摘除率进行多中心的回顾性研究（UMIN000018328）。和EMR相对的，CSP的完全摘除率非常不好[12]。在这个结果的基础上，关于EMR和CSP的适应的病变在今后有必要进行讨论。

在这次的讨论中，日常临床数据的前瞻性的研究存在一定的局限性。CSP组和EMR组虽然都以不足10mm的息肉为研究对象，但还是产生了背景的差异。EMR组的息肉偏大，多是隆起型，有可能对并发症的比例及切缘阴性比例产生影响。还有，本次讨论中，进行了多个服用抗血栓药物患者的CSP，停药的标准没有进行统一。再加上近些年，新的口服抗凝药物的广泛使用，到现在为止病例数还不是十分充足。向上述一样，必须对病理学残端进行评价，但是和实际上残端复发的关系如何还不清楚。关于残端复发有必要进行长期的观察随访进行评估。

总结

对于不足10mm的大肠息肉，CSP简便又安全地进行的可能性高，息肉的大小也只是小的才是简易适用的，所以必须要慎重。将来在大肠癌的预防中，CSP是大肠腺瘤可用的治疗技术，应该在适当的内镜诊断后施行。

参考文献

[1] Hori M，Matsuda T，Shibata A，et al. Cancer incidence and incidence rates in Japan in 2009：a study of 32 population-based cancer registries for the Monitoring of Cancer Incidence in Japan (MCIJ) project. Jpn J Clin Oncol 45：884-891，2015

[2] Zauber AG，Winawer SJ，O'Brien MJ，et al. Colonoscopic polypectomy and long-term prevention of colorectal-cancer deaths. N Engl J Med 366：687-696，2012

[3] Patel SG，Ahnen DJ. Prevention of interval colorectal cancers：

what every clinician needs to know. Clin Gastroenterol Hepatol 12: 7–15, 2014

[4] 田中信治，樫田博史，斎藤豊，他．大腸 ESD/EMR ガイドライン．Gastroenterol Endosc 56: 1598–1617, 2014

[5] Repici A, Hassan C, Vitetta E, et al. Safety of cold polypectomy for <10mm polyps at colonoscopy: a prospective multicenter study. Endoscopy 44: 27–31, 2012

[6] Horiuchi A, Nakayama Y, Kajiyama M, et al. Removal of small colorectal polyps in anticoagulated patients: a prospective randomized comparison of cold snare and conventional polypectomy. Gastrointest Endosc 79: 417–423, 2014

[7] 藤本一眞，藤城光弘，加藤元嗣，他．抗血栓薬服用者に対する消化器内視鏡診療ガイドライン．Gastroenterol Endosc 54: 2075–2102, 2012

[8] Matsuura N, Takeuchi Y, Yamashina T, et al. Incomplete resection rate of cold snare polypectomy: a prospective single-arm observational study. Endoscopy 49: 251–257, 2017

[9] Lee CK, Shim JJ, Jang JY. Cold snare polypectomy vs. cold forceps polypectomy using double-biopsy technique for removal of diminutive colorectal polyps: a prospective randomized study. Am J Gastroenterol 108: 1593–1600, 2013

[10] Kim JS, Lee BI, Choi H, et al. Cold snare polypectomy versus cold forceps polypectomy for diminutive and small colorectal polyps: a randomized controlled trial. Gastrointest Endosc 81: 741–747, 2015

[11] Komeda Y, Kashida H, Sakurai T, et al. Removal of diminutive colorectal polyps: a prospective randomized clinical trial between cold snare polypectomy and hot forceps biopsy. World J Gastroenterol 23: 328–335, 2017

[12] Asai S, Kawamura T, Takeuchi Y, et al. 1005 a comparison between cold snare polypectomy and hot snare polypectomy for resection rate of subcentimeter colorectal polyps: a multicenter randomized controlled trial (crescent study). Gastrointest Endosc 85: A123, 2017

Summary

Safety and Pathological Evaluation of Cold Snare Polypectomy Compared to Conventional Endoscopic Mucosal Resection

Yusuke Okada[1], Takuji Kawamura,
Hiroaki Sakai, Tomoya Ogawa,
Naokuni Sakiyama, Yuki Ueda,
Atsushi Shirakawa, Kasumi Sanada,
Kojiro Nakase, Koichiro Mandai,
Azumi Suzuki, Atsuhiro Morita,
Kiyohito Tanaka, Koji Uno,
Kenjiro Yasuda

For cases in which CSP (cold snare polypectomy) or conventional EMR (endoscopic mucosal resection) was performed for colorectal polyps of size <10mm, the adverse events encountered and the negative resection rates of adenoma and cancer were assessed. Delayed bleeding was observed in 1.8% of 1009 cases in the EMR group, whereas no delayed bleeding was observed among 797 cases in the CSP group. Both the horizontal and vertical resection margins showed significant lower negative resection rates in the CSP group.

In this study, the safety of CSP was evident; however, the negative resection rate was relatively low. Although CSP can be considered as a safe therapeutic procedure, further studies pertaining to the complete resection rate are required.

[1] Department of Gastroenterology, Kyoto Second Red Cross Hospital, Kyoto, Japan

大肠小·微小病变的治疗和术后并发症

——热活检·息肉切除术·EMR

松下 弘雄[1]

吉川 健二郎

高木 亮

原田 英嗣

田中 义人

加藤 文一朗

吉田 优子

津田 一范

田村 惠理

概述●热活检·息肉切除术·EMR是使用高频电波发生装置，也就是说用"烧切"的方法切除大肠病变的治疗方式。在内镜下的切除重要的是治疗后没有复发，因此，即使对小·微小病变也是同样的考虑。使用高频电波发生装置在切除的残端能够产生热变性，即使病变贴近切除边缘也可以期待完全性的切除。在内镜的治疗，应该注意的并发症主要是出血、穿孔，在基本的技术阶段通过确认后确实的实施手术，可以预防术后并发症。还有，术后并发症发生的时候，从安全第一的角度考虑，有必要迅速地进行处理。

关键词　　大肠肿瘤　热切除　息肉切除　EMR 并发症

[1] 秋田赤十字病院消化器病センター　〒010-1495 秋田市上北手猿田字苗代沢222-1　E-mail: hiroo_matsushita@akita-med.jrc.or.jp

介绍

近些年来，大肠病变的内镜下治疗除了以往的方法，也有不使用高频电波的冷切除法在不足 10mm 的病变更适合的意见，并逐渐普及起来。虽然有简便的优点，但病变的切缘的评估暧昧不清，有复发等危险性，还是有很多课题要考虑的。

在作者所在中心，在治疗大肠腺瘤性病变的时候尽可能完全切除预防复发是最重要的，原则上，使用一直以来的切除方法或是EMR[1-4]。这对即使小·微小病变也是同样的。再有，热切除[5]也可以通过对切缘的加热期待提高切缘的阴性率，息肉切除术和EMR相比较切缘残端的病例评估暧昧不清，现阶段实际上实施的机会少。

这次，对作者所在中心实施的热活检·息肉切除术·EMR的技法和并发症进行解析。

治疗前的状态

热活检·息肉切除术·EMR是共通的项目。

治疗时，镜头范围是极力直线化，头端的部分是自由行进的状态。这样的话很安全，加上可以稳定操作，遭遇到没有预期的事态的时候也能迅速应对。

还有，病变一般原则上是选取5~6点钟的方向。这多是大肠镜视野的下方，或是下方稍稍偏右侧的方向，根据上述方向选取像的位置，就可能在稳定、良好的视野下进行处置。

以下，对每个治疗进行解说。

热活检 （hot biopsy）

1973年Williams等[5]设计了这个方法。适合的病变不包括凹陷型病变，是直径在3mm及以下的能够完全切除的病变。通过详细观察即使有一

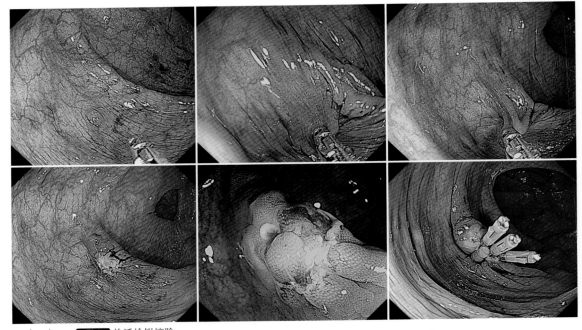

a	b	c
d	e	f

图1 热活检钳摘除

a 降结肠，3mm×2mm，0-Ⅱa 型病变。调节钳子的方向，根据病变的大小开合。
b 把病变的全体把持。这时候，注意不要按压过头，不要把固有肌层把持进来。
c 把钳子向腔内侧上提，形成假蒂。
d 在形成充分的假蒂后，通电直到钳子周围的黏膜产生白色的变化，切除。
e 确认残端有无残留、损伤及出血。对有无残留的观察，NBI 放大观察是有用的。
f 切除部分使用钛夹封闭，结束。

点点癌的可疑的病变也是不适合的。关于其技法叙述如下[6]。

1. 把持

从镜子前端伸出热活检钳，根据病变的部位、大小调节（**图1a**）。张开过大的情况下，目标部位、范围的确定也有可能变困难。一边观察病变，一边充分地进入基底部把钳子闭合（**图1b**）。把持着病变部位向腔内侧上提，形成假蒂（**图1c**）。这个时候，不要过度按压把持，注意有时候会夹到固有肌层。

2. 通电切除

只在黏膜上进行，确认形成充分的假蒂的状态。即使用钳子牵引，在没有充分形成假蒂的时候，有可能夹持到肌层，所以要重新调整钳夹。确认安全后，通电直到钳子周围轻度白色变化后，切除（**图1d**）。短时间、数次分开通电

能限制烧灼的范围，预防穿孔。

3. 切除后观察

对切除面、边缘进行详细的观察，确认有没有残留、损伤及出血（**图1e**）。确认残留或是有怀疑的时候使用热活检钳再次追加切除。

4. 钛夹夹闭

在作者所在中心，认为适当的钛夹夹闭能预防迟发性穿孔及术后出血。原则上全部创面要形成闭锁状态（**图1f**）。

5. 切除后的处理

切除后的病变因为在钳子内卷曲，用镊子把病变拉伸，可以得到良好的病理标本。

息肉切除术

虽然息肉切除术适应于一般有蒂、亚蒂的病变[4]，在作者所在医院喜好切除肉眼观能够确

认全周正常黏膜的标本，亚蒂的病变不适合，有蒂的病变要是蒂短的话，为了和周围黏膜产生距离，也多选用局部注射进行EMR。还有，蒂部太粗的情况下，为了预防出血积极使用圈套。对小·微小病变，有时候不一定需要，但需要对留置圈套的技法进行叙述[4, 7]。

1. 预防出血（使用留置圈套的情况）

圈套要从蒂的根部勒住，因为一旦勒住了不能放缓，开始时候不要勒住，只是从外筒伸拉圈套器，进行对位（**图2a~c**）。判断是在确切的位置后勒住，不让部位滑走，一边控制头端一边勒住。勒住后留置圈套的剩余部分全部切断摘出（**图2d，e**）。

2. 圈套

圈套勒住的部位通过肉眼能确认病变侧的蒂部的正常黏膜，而且根部侧及蒂部也稍微宽裕的位置是理想的状态（**图2f，g**）。像这样，能确保和病变的切缘的距离，从根部进行切断确保"のりしろ（无对应汉字，意为留出的部分）"，还能抑制向肠壁的热损伤预防穿孔。使用留置圈套的情况，必须和留置的圈套有一定的距离，靠近留置的圈套的话，圈套有早期脱落的可能性。还有，要是连接留置圈套的时候通电，因为圈套是尼龙做的可以融掉，就和切除用的圈套器黏一起了，也会有可能很难用器具拔出来。

3. 通电切除

确认在切割位置使用圈套器勒住后，通电切除。这个时候，肿瘤部分向肠管内侧浮现，和周围黏膜不接触。要是接触时通电的话，特别是接触面积狭小的时候，电流集中在接触面，因为产生热，有可能损伤肠管管壁。根据情况，病变向腔内浮出困难的时候，圈套勒住的面积也可以扩大肿瘤部范围，包含周围黏膜，有意识地接触，预防电流过度集中，回避热损伤。

4. 切除后的观察

对切除面、边缘进行详细的观察，确认有无遗留、损伤及出血（**图2h**）。认为有黏液或是附着物的时候要洗净后观察，认为有残留的情况，或是怀疑的时候，用圈套器、热活检钳等追加切除，或是APC（argon plasma coagulation）等进行烧灼。

5. 钛夹夹闭

向上述那样，作者所在医院原则上全部用钛夹封闭。这个时候，尽可能地将残留的蒂部像横断一样，在切除面平行地用钛夹夹闭，期待能有效地止血。使用留置圈套器的全部病例，为了留置圈套器脱落后也不出血，在留置圈套器勒住的部分的基底的肠管侧使用钛夹夹闭（**图2i**）。

EMR

适应于表面型、亚蒂隆起型病变，还有蒂部短的带蒂的病变。实际上，大部分病变是EMR治疗的。对其技法进行叙述[8-13]。

1. 局部注射

为了良好的视野及实施可靠的圈套器，病变在朝向稍微肛侧形成膨隆是重要的。最初在口侧进行局部注射的比较多，根据每个情况进行对应。局部注射的途中，膨隆的控制是诀窍，穿刺针的前端的微细活动，将局部注射扩大范围，根据病变进行调节。这个时候，局部注射液缓慢地，以一定的速度注入（**图3a~c**）。

2. 圈套

作者所在医院，喜欢使用即使按压前端也不容易跳起来的硬的圈套器[14]。进入切除预定的范围，决定圈套器的位置（**图3d**）。这种状态下，通过吸引慢慢减少空气量，感觉到有抵抗感时勒住，然后增加空气量，稍微将圈套松松，再次勒住（**图3e**）。这时，要是肠管跟着一起动的话，可能是卷入了肌层，再次缓缓松开圈套，重复上述的操作（**图3f**）。

3. 通电切除

圈套器稍微向上抬，轻轻地通电。在痛感的刺激下，有卷入肌层的可能，所以要松松圈套器（2次圈套），反复操作。没有刺激、判断安全的时候通电，进行切除。

4. 切除后的观察

基本上和切息肉一样，即使切除面大的情况，详细地进行全周观察（**图3g，h**）。

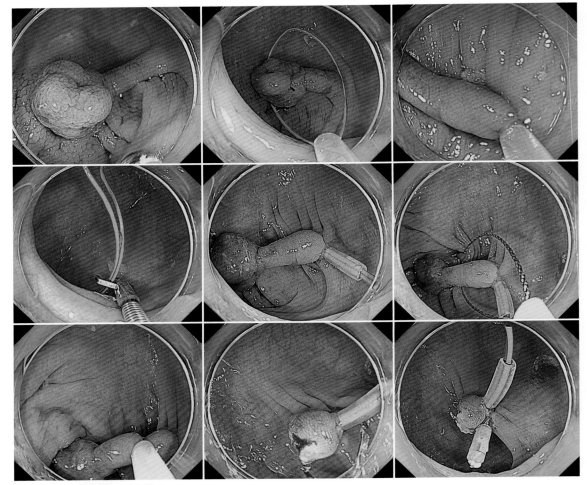

a	b	c
d	e	f
g	h	i

图2 息肉切除术

a 横结肠，8mm×7mm，0-Ip型病变。

b, c 留置圈套器只是伸出外套管内的圈套，从根部进行迎合。在合适的部位判断可能勒住后，注意部位不滑脱，一边控制镜子前端一边勒住。

d, e 勒住后，留置圈套器剩余的部分切断取出。

f, g 将病变侧的蒂部的正常黏膜肉眼能确认的部位勒住。这个时候，必须和留置圈套器有一定的距离。

h 通电切除后，确认切缘的性质。

i 使用留置圈套器的情况，为了留置圈套器早期脱落后不出血，在留置圈套器勒住的部分的基底的肠管侧使用钛夹夹闭。

5. 钛夹夹闭

根据切除面的大小、状况等各不相同，不是单纯地封闭黏膜面，一边观察血管的位置、走行，能够进行有效的止血是很重要的。还有，在实施的时候，下一个钛夹不能产生干扰，一边考虑方向、顺序一边进行创面的封闭（**图3i，j**）。

偶发症

在内镜的治疗中，应该注意的偶发症有出血、穿孔。这是在此次解说的热活检·息肉切除术·EMR是共通的。还有，它的出血、穿孔有在治疗时也有在治疗后，也就是说迟发性穿孔、出血。

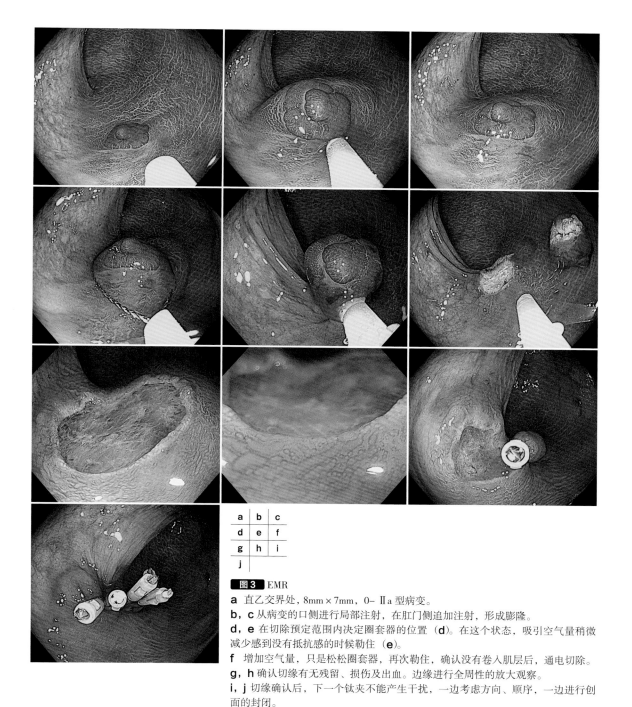

图3 EMR

a 直乙交界处，8mm×7mm，0-Ⅱa型病变。

b，c 从病变的口侧进行局部注射，在肛门侧追加注射，形成膨隆。

d，e 在切除预定范围内决定圈套器的位置（**d**）。在这个状态，吸引空气量稍微减少感到没有抵抗感的时候勒住（**e**）。

f 增加空气量，只是松松圈套器，再次勒住，确认没有卷入肌层后，通电切除。

g，h 确认切缘有无残留、损伤及出血。边缘进行全周性的放大观察。

i，j 切缘确认后，下一个钛夹不能产生干扰，一边考虑方向、顺序，一边进行创面的封闭。

1. 穿孔

关于穿孔，日本消化内镜学会关于大肠ESD/EMR指南[15]中定义为由于全层性的组织缺损和体腔形成自由的交通的状态。关于这个认为没有特别的异议。关于出血根据每个报告的不同而有所差异。实施治疗时出血到何种程度判断并发症比较困难，切除时没有自然止血的情况下要进行处理，并认为作为治疗时的并发症不是很好。

2. 术后出血

关于术后出血，日本消化病学会的大肠息肉诊疗指南[16]定义为血红蛋白低于2.0g/L或是有血便。日本消化内镜学会关于大肠ESD/EMR指南[15]中定义为血红蛋白低于2.0g/L或是认为有显性的出血，不含有混血程度的少量出血。

实际上，根据每个报告的不同，术后出血也有不同程度的差别，很难一概比较。在作者所在中心，治疗后如果报告少量从肛门出血的话，按照术后出血进行处理。这在临床上或许不是问题，不只是进行治疗的医生，治疗相关的全部的工作人员都要认识到，修正治疗的技法，能够确实地改善治疗技术。

2011—2015年的5年间，作者所在中心切除的不足10mm的病变，3644处病变穿孔0例，出血以作者所在中心的标准是21例23处病变（0.63%），全部是少量的出血，要是遵从前述的指南[15, 16]的定义，术后出血是0例。

还有，上述的讨论期间，复发1例（0.027%）。这个病例在降结肠处有8mm大小，0-Ⅱa型病变，观察时有T1癌的可能，在近齿状线侧行EMR，结果是T1b癌。这个病例和患者本人谈过话没有进行追加手术，4年后局部复发的特殊的病例，在通常的治疗认为没有预期复发的。

基本上，确实的技法是一边确认一边施行，可预防术后偶发症，获得良好的治疗效果。

发生偶发症时的处理

偶发症不幸发生的时候，应最优先考虑患者的安全，迅速地应对。

治疗实施时有穿孔的话，可以试着用钛夹进行封闭。那时候，仅限最小的送气量，因为从穿孔部分肠管内的内容物向腹腔流出，可能引起腹膜炎，将内容物尽可能地进行吸引。有可能完全封闭的情况下，虽然多是保守治疗，应该考虑常规的外科处理的可能性[17]。

迟发性穿孔的情况下，基本上应该行适当的急诊外科手术，有必要和外科医生联系及早地处理。

术中出血时，首先不要慌乱，判断出血点，钛夹夹闭，APC等止血。出血比较多、出血部位难以确认的时候，为了减弱血流，向局部注射浓钠肾上腺素（hypertonic salineepinephrine，HSE）也是有效的。再有，无论怎样都难以止血的话，不要固执于内镜，血管造影行栓塞术或手术也是很重要的。

术后出血的时候，在作者所在中心原则上全部行急诊内镜检查，对治疗部位进行观察。确认活动性出血的时候用钛夹进行止血，即使观察没有出血，判断有必要时追加钛夹，预防出血。

总结

对热活检·息肉切除术·EMR的治疗手段及偶发症进行解说。大肠肿瘤的治疗进行完全切除、不复发是很重要的，只要不复发，切缘是否发生热变性并不重要。只是，现在流行的冷切除的技法，和一直以来的技术相比较，复发率高是令人担忧的。进一步完善技法是必须的，将其引入先进的医院，不只是强调其优点，也希望提供负责的信息。

为全部的患者提供目前最好的治疗，是医务人员的责任。在现阶段，一直以来使用的高频电波发生装置与这个目的相一致。

参考文献

[1] Rosenberg N. Submucosal saline wheal as safety factor in fulguration of rectal and sigmoidal polyp. AMA Arch Surg 70：120-122，1955

[2] Deyhle P，Largiader F，Jenny S，et al. A method for endoscopic electroresection of sessile colonic polyps. Endoscopy 5：38-40，1973

[3] 多田正弘，嶋田正勝，柳井秀雄，他. 新しい胃生検法"strip biopsy"の開発. 胃と腸 19：1107-1116，1984

[4] 沢田俊夫，斎藤幸夫，武藤徹一郎. ポリペクトミー・ホットバイオプシー. 胃と腸 29：99-106，1994

[5] Williams CB. Diathermy-biopsy—a technique for the endoscopic management of small polyps. Endoscopy 5：215-218，1973

[6] 松下弘雄，山野泰穂. ホットバイオプシー. 田中信二，小山恒男，山野泰穂〔編著〕. 消化器内視鏡治療のコツとポイント. 日本メディカルセンター，p 53，2003

[7] 山野泰穂，吉川健二郎，木村友昭，他. ポリペクトミー，

内視鏡的黏膜切除術．臨外　65：172–179，2010

[8] 松下弘雄，山野泰穂，今井靖，他．内視鏡切除技術の進歩：スネアリングの技術的工夫—遺残・再発の防止対策．早期大腸癌　7：531–537，2003

[9] 山野泰穂，松下弘雄，黒田浩平，他．表面型大腸腫瘍に対する EMR の基本とコツ．消内視鏡　7：1734–1738，2005

[10] 松下弘雄，山野泰穂，黒田浩平．EMR15 穿孔防止対策．田中信二（編著）．大腸の EMR/ESD．メジカルビュー，pp 84–86，2006

[11] 山野泰穂，黒田浩平，佐藤健太郎，他．早期大腸癌に対する内視鏡治療：大腸—スネア法．胃と腸　41：545–549，2006

[12] 松下弘雄，山野泰穂，吉川健二郎，他．大腸病変に対する EMR の基本手技．日大腸検会誌　32：117–122，2016

[13] 松下弘雄，山野泰穂，吉川健二郎，他．安全かつ確実な大腸 EMR テクニック．大腸がん perspective　3：208–211，2017

[14] Yamano H，Matsushita H，Yamanaka K，et al. A study of physical efficacy of different snares for eno study of physical efficacy of different snares for endoscopic mucosal resection. Dig Endosc　16（Suppl）：S85–88，2004

[15] 田中信二，樫田博史，斎藤豊，他．大腸 ESD/EMR ガイドライン．Gastroenterol Endosc　56：1598–1617，2014

[16] 日本消化器病学会（編）．大腸ポリープ診療ガイドライン 2014．南江堂，2014

[17] 山野泰穂，前田聡，松下弘雄，他．EMR 手技の実際と偶発症対策．消外　27：339–345，2004

Summary

Hot Biopsy，Polypectomy，and EMR

Hiro-o Matsushita[1]，Kenjiro Yoshikawa，
Ryo Takagi，Eiji Harada，
Yoshihito Tanaka，Bunichiro Kato，
Yuko Yoshida，Kazunori Tsuda，
Eri Tamura

Hot biopsy，polypectomy，and EMR are procedures for treating colorectal lesions using high-frequency generators. While performing endoscopic resection，it is important to treat colorectal lesions，as well as small colorectal lesions，so as to prevent recurrence. These procedures that use high-frequency generators cause a burning effect at the resected end，which is expected to improve the complete resection rate.

Major complications of endoscopic procedures such as bleeding and perforation may be prevented by efficiently performing the basic procedures. If complications are suspected，it is important to first consider patients' safety and respond promptly.

[1] Digestive Disease Center，Akita Red Cross Hospital，Akita，Japan

大肠小·微小病变的治疗和偶发症

——服用抗血栓药物患者的冷切除

藤井 宏行[1, 3]

原田 直彦[1, 2]

隅田 赖信

三岛 朋德

鸣尾 凉子

和田 将史

井星 阳一郎

伊原 荣吉[4]

中村 和彦

摘要●以 2014 年 11 月—2016 年 6 月期间实行冷切除（CSP）的 828 例患者的 2231 处病变为对象，针对包括含有抗血栓药在内的多种药物的患者进行关于 CSP 的安全性进行探讨。服用抗血栓药物的患者占全部的 19.3%（160 例），在其中合并有多种药物的占 13.1%。在实施 CSP 时合并使用止血钳，有 4 例（2.5%）术后出血，没有穿孔。多变量分析后，术后出血率只是和"切除个数"相关（P=0.03）。虽说，即使在服用抗血栓药物的患者可能安全地实施 CSP，但是多个息肉切除的时候必须要注意术后出血。

关键词　**大肠息肉　冷切除　抗凝药物　多种药物并用**

[1] 国立病院機構九州医療センター消化器内科　〒810-8563 福冈市中央区地行浜 1 丁目 8-1　E-mail: s98067@fuga.ocn.ne.jp
[2] 国立病院機構九州医療センター臨床研究センター
[3] 岡東医療センター消化器·肝臓内科
[4] 九州大学大学院医学研究院病態制御内科学

介绍

　　近些年来，在欧美普及的冷切除（cold polypectomy）偶发的出血、穿孔的并发症概率很低，在日本也慢慢普及起来。Horiuchi 等[1]研究表明，对服用华法林不停药的患者分为常规息肉切除和 CSP 治疗两组进行讨论。CSP 组术后出血率低，有统计学意义，在服用抗凝药物的患者的小息肉切除，得出使用 CSP 治疗更好的结论。在实际临床上，也有服用新的抗凝药物或是含有双抗（dual antiplatelet therapy）等多抗血栓药物连用的情况，有必要对这些患者进行 CSP 相关的安全性探讨。本文对含有抗血栓药物多药联用的患者进行 CSP 治疗的安全性进行探讨报告。

对象和方法

　　2014 年 11 月—2016 年 6 月，在作者所在医院进行内镜检查并获得治疗同意实施 CSP 的 953 例病例，除去同时实施常规切除 /EMR(endoscopic mucosal resection) 的病例 125 例，共 828 例 2231 处病变作为此次的研究对象。研究分为没有服用抗血栓药物的非口服组（668 例，1744 处病变）和服用抗血栓药物的口服组（160 例，487 处病变）（**图 1**）。首先，两组的临床病理学特征（性别、年龄、合并疾病、有无服用抗血栓药物和种类、在服用华法林的患者的 PT-INR 数值、病变直径、肉眼观、部位、病理诊断、有无钛夹和数量）和少见的偶发症（穿孔、术后出血）等进行比较。然后，对口服组的术后出血的影响因素从症状和病变基础水平进行后期讨论。再有，从患者临床病例获取的临床病理学结果。

　　内镜主要使用 CF-H260AI 或是 PCFQ260AZI（Olympus 制），有一部分进镜困难的病例，使用的是 PCF-PQ260L（Olympus 制）。CSP 治疗时，

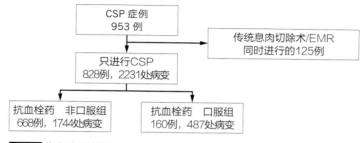

图1 本实验的计算法

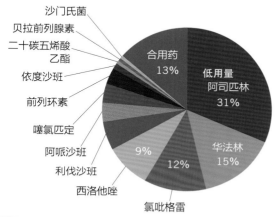

图2 抗血栓药的明细

表1 多种抗血栓药物（21例）合用的明细

合用的抗凝药物	病例数
低用量阿司匹林＋氯吡格雷	6例
低用量阿司匹林＋西洛他唑	4例
低用量阿司匹林＋西洛他唑＋二十碳五烯酸乙酯	1例
低用量阿司匹林＋噻氯匹定	1例
低用量阿司匹林＋普拉格雷	1例
噻氯匹定＋氯吡格雷	1例
华法林＋低用量阿司匹林	4例
华法林＋西洛他唑	3例

圈套器是 Captivator™ Ⅱ 10mm 圆圈（Boston Scientific 制），或是 Captivator™ Small 13mm 六角形圈（Boston Scientific 制）。切除后的病灶使用选择性吸入器（Avista 制）从内镜的钳子孔道吸引回收，将病灶展开切除面贴上滤纸，福尔马林固定后送病理检查。

根据做CSP治疗的医生判断，进行止血处理或是使用钛夹为了预防出血，全部在内镜下确认止血后，结束治疗。作为少见术后出血的偶发症，是定义为"内镜治疗后2周以内需要内镜检查和处置的血便"。

本研究遵守《赫尔辛基宣言》及《关于临床研究的伦理方针》，获得伦理委员会承认后才实施的。

结果

抗血栓药的明细：在单剂低用量阿司匹林50例，华法林 24例，氯吡格雷 19例，西洛他唑 14例，利伐沙班9例，阿哌沙班7例，噻氯匹定6例，前列环素5例，依度沙班2例，二十碳五烯酸乙酯1例，贝拉前列腺素1例，沙门氏菌1例（**图2**）。多种药物合用21例（口服药组的13%），如**表1**所示。再有，口服华法林的PT-INR中间数值（范围）是1.96（1.19～2.93）。

另外，对抗血栓药物非口服组（668例，1744处病变）和抗血栓药物口服组（160例，487处病变）进行讨论。非口服组：口服组性别比（男／女）是 1.46：3.57（P<0.001），年龄的中间数值是 68 岁：72 岁（P<0.001）。口服组的高龄男性较多。基础疾病包括心脏疾病 5.8%：49.4%（P<0.001），脑血管疾病 2.0%：36.3%（P<0.001），慢性动脉疾病 1.8%：20.6%（P<0.001），慢性肾功能不全 2.8%：8.1%（P=0.002），这些认为是有统计学意义的。肝硬化 2.8%：4.4%（P=0.32）没有统计学意义。病变直径中间值（范围）为 4mm（1～12mm）：4mm（1～15mm）（P=0.76），肉眼观

表2 抗血栓药物非口服组与口服组的比较

	非口服组	口服组	*P*值
性别（男／女）	1.46	3.57	< 0.001
年龄中间值（范围）	68 岁（25～90 岁）	72 岁（46～90 岁）	< 0.001
基础疾病			
心脏疾病	39（5.8%）	79（49.4%）	< 0.001
脑血管疾病	13（2.0%）	58（36.3%）	< 0.001
慢性肾功能不全	19（2.8%）	13（8.1%）	0.002
肝硬化	19（2.8%）	7（4.4%）	0.32
慢性动脉疾病	12（1.8%）	33（20.6%）	< 0.001
病变直径中间值（范围）	4mm（1～12mm）	4mm（1～15mm）	0.76
肉眼观			0.38
广基型	1330（76.3%）	362（74.3%）	
亚蒂型	350（20.1%）	111（22.8%）	
有蒂型	53（3.0%）	10（2.1%）	
凹陷型	11（0.6%）	4（0.8%）	
病变部位			0.04
盲肠	97（5.6%）	21（4.3%）	
升结肠	510（29.2%）	165（33.9%）	
横结肠	478（27.4%）	148（30.4%）	
降结肠	130（7.5%）	39（8.0%）	
乙状结肠	396（22.7%）	87（17.9%）	
直肠	133（7.6%）	27（5.5%）	
病理结果			0.054
增生性息肉	152（8.7%）	27（5.5%）	
低度异型性增生	1466（84.1%）	438（89.9%）	
高度异型性增生	17（1.0%）	3（0.6%）	
SSA/P	18（1.0%）	1（0.2%）	
TSA	10（0.6%）	0（0.0%）	
腺瘤黏膜内癌	5（0.3%）	0（0.0%）	
其他	29（1.7%）	9（1.8%）	
未回收标本	47（2.7%）	9（1.8%）	
钛夹使用率	344（19.7%）	280（57.5%）	< 0.001
平均数量	1.78 ± 1.05	1.89 ± 1.17	0.20

SSA/P：sessile serrated adenoma/polyp，广基锯齿状腺瘤／息肉。TSA：traditional serrated adenoma，传统锯齿状腺瘤。

（广基／亚蒂／有蒂／凹陷型）（1330/350/53/11）：（362/111/10/4）（P=0.38），病变部位（盲肠／升结肠／横结肠／降结肠／乙状结肠／直肠）（97/510/478/130/396/133）：（21/165/148/39/87/27）（P=0.04），口服组患者右半结肠病变较多。病理结果（增生性息肉／低度异型性腺瘤／高度异型性腺瘤／非锯齿状腺瘤／息肉（SSA/P）／锯齿状腺瘤（TSA）／腺瘤黏膜内癌／其他／未回收的标本）（152/1466/17/18/10/5/29/47）：（27/438/3/1/0/0/9/9）（P=0.054）。在口服组，低度异型性腺瘤多见。钛夹使用率 19.7%：57.5%（P<0.001），口服组明显升高，在使用了钛夹的病例中，平均使用 1.78 支：1.89 支（P=0.20）没有统计学意义（**表2**）。

偶发症发生率，穿孔在两个群组都是 0%，术后出血：在非口服药组没有见到（0%），口服药组，口服华法林 2 例，低剂量阿司匹林口服 1 例，阿哌沙班口服 1 例，共统计 4 例（2.5%）（P=0.014）。再有，术后出血的是单药口服的，多种药物合用的没有出现出血（**表3**）。

关于口服药组术后出血的风险，从病例基础及病变基础共同进行分析。在病变水平讨论，有血便进行内镜检查，除外了 1 例出血原因不明的病例。首先，在病例基础，"性别""年龄""有无基础疾病""切除的个数"进行单变量分析，只有在"切除个数"（P=0.047）有统计学意义。对同样的项目进行多变量分析，只有"切除个数"（P=0.03）在术后出血风险中有统计学意义（**表4**）。接着在病变基础上，"部位（右侧/左侧）""病变直径""肉眼观（有蒂/无蒂）""有无钛夹""有无基础疾病"进行单变量、多变量分析，任何一个都没有统计学意义（**表5**）。

病例

提示术后出血的 1 例病例。患者 60 岁，男性，因为房颤服用华法林，Hb 14.7g/dl，血小板 $21.7 \times 10^4 \mu l$，PT-INR 2.60。在盲肠见 6mm 大的

表3 并发症

偶发症	非口服组	口服组	P 值
术后出血	0%	单药 2.5%（4 例） 多药合用 0%	0.001
穿孔	0%	0%	1.00

IIa 型病变，升结肠见 7mm 大小含有 ISP 的病变，对 8 个息肉进行 CSP。很难一起止血，使用 1 个钛夹止血（**图3a～c**）。切除当天晚上有血便，来医院就诊，BP 153/85mmHg，HR 52bpm，生命体征平稳。血常规检查，Hb 13.7g/dl。急诊行大肠镜检查，在盲肠的病变上附有血痂，认为此处有搏动性出血，钛夹夹闭，确认止血（**图3d～f**）。但是，两天后再次出血，生命体征 BP 109/75mmHg，HR 70bpm，平稳。实行大肠镜检查，升结肠切除后的溃疡病灶上见到暗红色血块，考虑渗血，行钛夹夹闭止血（**图3g～i**）。在那之后，没有再出血，在第二次出血时查血常规 Hb 12.1g/dl，与第一次相比降低了。

讨论

伴随饮食欧美化，大肠癌的患病率有增加倾向。在 2014 年根据部位统计的癌症死亡率里面，大肠癌占男性死亡原因的第 3 位，女性是第 1 位[2]。国家息肉研究中心长期的随访结果，大肠息肉切除使得大肠癌的患病率降低了，也显示

表4 在口服药组术后出血的风险因子的单变量及多变量分析（病例基础）

项目	有出血	没有出血	单变量分析			多变量分析		
			风险比	95%的置信区间	P 值	风险比	95%的置信区间	P 值
性别								
男	3（1.9%）	122（76.3%）	1.20	0.12, 11.9	0.88	0.70	0.06, 8.21	0.78
女	1（0.6%）	34（21.3%）						
年龄中央值（范围）	69.5 岁（66～75 岁）	72 岁（46～90 岁）	1.02	0.91, 1.14	0.71	0.96	0.85, 1.09	0.53
有无基础疾病								
有	3（1.9%）	136（85.0%）	2.27	0.22, 22.9	0.49	0.35	0.02, 5.02	0.44
无	1（0.6%）	20（12.5%）						
切除个数的平均值	5.5 ± 3.1	3.0 ± 2.2	1.36	1.00, 1.85	0.047	1.46	1.03, 2.07	0.03

表5 口服药组术后出血的风险因子的单变量及多变量分析（病例基础）

项目	有出血	没有出血	单变量分析			多变量分析		
			风险比	95%的置信区间	P值	风险比	95%的置信区间	P值
部位								
右侧	2 (0.4%)	151 (31.0%)	0.45	0.06，3.26	0.43	1.77	0.23，13.35	0.58
左侧	2 (0.4%)	332 (68.2%)						
病变直径中间值（范围）	4mm(4~7mm)	4mm(1~12mm)	0.83	0.55，1.26	0.38	1.09	0.66，1.78	0.74
肉眼观								
有蒂型	2 (0.4%)	119 (24.4%)	0.33	0.05，2.35	0.27	2.10	0.25，18.04	0.50
无蒂型	2 (0.4%)	364 (74.7%)						
钛夹								
有	3 (0.6%)	277 (56.9%)	0.45	0.05，4.34	0.49	1.58	0.14，17.37	0.71
无	1 (0.2%)	206 (42.3%)						
基础疾病								
有	3 (0.6%)	431 (88.5%)	2.76	0.28，27.05	0.38	0.41	0.04，4.08	0.44
无	1 (0.2%)	52 (10.7%)						

了大肠癌的死亡率也有所下降[3,4]。为了预防大肠癌的发生、死亡，尽可能早行大肠息肉切除，干净结肠是很重要的。只是近些年来，遇到大肠息肉合并有心脑血管疾病的患者的概率增加，口服抗血栓药物的患者进行内镜下治疗也在增多。在2012年日本消化内镜学会的发刊的《对口服抗血栓药物患者内镜下诊疗指南》[5]，息肉切除和EMR都属于"消化内镜下出血危险性高"的情况，抗血小板药物的单剂阿司匹林或是西洛他唑置换或是停药，建议将抗凝药物置换成肝素[6]。口服抗血小板药物的大多数是高龄患者，停药或是更换的话，有时候会中途忘记或是停药时间过长。置换成肝素大多会延长住院时间，以房颤服用华法林患者为研究对象，即使在预定手术的1周用肝素进行置换，动脉栓塞的发病率和合并术后出血的并发症的风险增大，有统计学意义，手术1周前进行肝素置换的有用性也被提出质疑[7]。

本问题探讨的结果，即使在服用含有抗血栓药物的多药合用的患者，10mm以下大肠息肉的CSP治疗，合用适当的钛夹，术中能止血的话，术后出血的概率非常低（2.4%）。再有，引起

术后出血的是服用单药的，虽然多药合用的没有出现出血，没有看到明显的风险上升，多药联用的病例比较少，今后也期望多收集病例。探讨术后出血的风险因子，息肉的病变部位、大小、形态及有无钛夹、病变因素没有统计学意义，即使讨论病例，性别、年龄、有无基础疾病也没有看到差异。"切除数目"是唯一有统计学意义的危险因子，一次性多个息肉切除的时候有必要充分注意。

Horiuchi等的研究表明，口服华法林的患者不停药行常规息肉切除组，分CSP组，其术后出血明显降低，有统计学意义[1]。本研究没有对常规息肉切除进行比计较，在含有抗血栓药物的多种药物合用的情况下，CSP术后出血的风险性低，可以安全地施行治疗。至此为止，只在抗血栓药物的多药合用的病例，息肉切除，有脑循环系统疾病即使有高风险性，不能停用抗血栓药物的病例，也提供了安全切除息肉的机会。

在日本消化学会的《大肠息肉诊疗指南》[5]，没有呈现癌的变化5mm以下的息肉，原则上可以观察，推荐3年行一次肠镜检查。只是，也有很

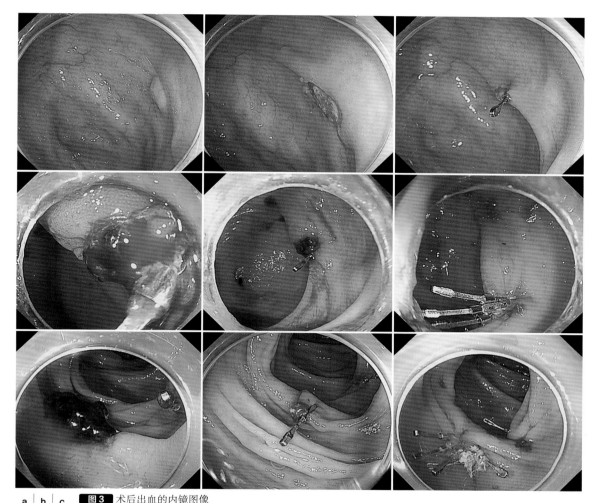

a	b	c
d	e	f
g	h	i

图3 术后出血的内镜图像

a 升结肠 6mm 大小的 Is 型息肉。

b CSP 施行后。

c 不易止血，予 1 个钛夹封闭确认止血。

d，e 出血时（术后第二天）的升结肠息肉切除后的溃疡面，从钛夹的旁边有搏动性出血。

f 追加 2 个钛夹止血。

g 升结肠的 7mm 大小的 Isp 型息肉切除后，止血困难，钛夹 1 个封闭止血（图的中央）。

h 出血时（第二天）的升结肠息肉切除后的溃疡，血痂附着的地方有渗血（钛夹仍在）。

i 追加 5 个钛夹止血。

多因为忙碌等没有接受定期随诊的。服用抗血栓药物的在息肉阶段没有切除的，发展到进展期癌的情况下，要行外科手术的话，有必要长期停用抗血栓药物。还有，发现有不能切除的时候，要是有必要继续服用抗血栓药物的话，也有从病变引起出血的问题。即使服用抗血栓药CSP也是可以安全又简便地治疗，在发现时及时切除，经过观察能降低大肠癌的风险，这也是很大的优点。

本文的局限性在于，单一医院，病例数不多，以及因为是后期讨论，因此判断对使用钛夹的判断缺乏一致性。对于预防术后出血是否使用钛夹，也期望能今后能有一些前瞻性的讨论。

总结

本文对口服抗血栓药物的多药合用的患者，行CSP的安全性的问题，进行了探讨，并介绍了经验。在服用抗血栓药物的患者，CSP的偶发症的发生率在允许范围内，考虑抗血栓药物中断的风险性，是好的治疗方法。再有，在发现息肉时进行切除，从时间、经济等各方面来说都是优良的治疗方法。今后，期待更多的前瞻性研究，得到更多的证据。

参考文献

[1] Horiuchi A，Nakayama Y，Kajiyama M，et al. Removal of small colorectal polyps in anticoagulated patients：a prospective randomized comparison of cold snare and conventional polypectomy. Gastrointest Endosc 79：417–423，2004

[2] 厚生労働省大臣官房統計情報部（編）. 人口動態統計

[3] Winawer SJ，Zauber AG，Ho MN，et al. Prevention of colorectal cancer by colonoscopic polypectomy. N Engl J Med 329：1977–1981，1993

[4] Zauber AG，Winawer SJ，O'Brien MJ，et al. Colonoscopic polypectomy and long-term prevention of colorectal-cancer deaths. N Engl J Med 366：687–696，2012

[5] 藤本一眞，藤城光弘，加藤元嗣，他. 抗血栓薬服用者に対する消化器内視鏡診療ガイドライン. Gastroenterological Endoscopy 54：2073–2102，2012

[6] 日本消化器病学会（編）. 大腸ポリープ診療ガイドライン 2014. 南江堂，pp 78–79，2014

[7] Douketis JD，Spyropoulos AC，Kaatz S，et al. Perioperative bridging anticoagulation in patients with atrial fibrillation. N Engl J Med 373：823–833，2015

Summary

Cold Snare Polypectomy for Patients on Antithrombotic Agents

Hiroyuki Fujii[1–3]，Naohiko Harada[1, 2]，Yorinobu Sumida，Tomonori Mishima，Ryoko Naruo，Masafumi Wada，Yoichiro Iboshi，Eikichi Ihara[4]，Kazuhiko Nakamura

To determine the safety of CSP (cold snare polypectomy) for patients on antithrombotic agents, we reviewed CSP cases (828 patients, 2, 231 polyps) in our hospital between November 2014 and June 2016. A total of 160 patients (19.3% of all cases) were on antithrombotic agents, and 21 patients (13.1% of antithrombotic patients) were on combination antithrombotic therapy. In regards to post-operative complications, only four cases (0.4%) of delayed bleeding were experienced. No cases of perforation were observed. A sub-analysis showed that the number of resected polyps by single endoscopic procedure was equivalent to the risk factor of delayed bleeding ($p=0.03$). CSP could be a good endoscopic treatment option, even for patients taking antithrombotic agents. However, it is important to pay attention to delayed bleeding, especially when several polyps are resected.

[1]Department of Gastroenterology, Kyushu Medical Center, Fukuoka, Japan

[2]Clinical Research Institute, Kyushu Medical Center, Fukuoka, Japan

[3]Department of Gastroenterology and Hepatology, Fukuoka Medical Center, Koga, Japan

[4]Department of Medicine and Bioregulatory Science, Graduate School of Medical Sciences, Kyushu University, Fukuoka, Japan

主题 大肠小·微小病变冷切除的意义与课题研究

对冷圈套切除标本的评价

——EMR 和冷圈套切除的对比

伊东 哲宏[1]

菅 智明[2]

小林 惇一[1]

齐藤 博美

日原 优

横田 有纪子

中村 丽那

平山 敦大

大工原 诚一

立岩 伸之[3]

太田 浩良[4]

摘要● CSP 的病理学特征很多是不明确的。这次讨论的是 646 处病变（CSP 组 198 处，EMR 组 448 处）大肠息肉，CSP 摘除的标本病理学特征明确。残端评估困难或是阳性的比例在 57%，EMR 组 40%，吸引后分裂，深部残端或是阳性（VMX/+）的 CSP 组明显高，有统计学意义。另外，CSP 的切除层有 83% 是黏膜肌层，VMX/+ 的风险因子是锯齿状病变。在了解 CSP 的病理学特征的基础上，应该是决定应用 CSP。

关键词 CSP (cold snare polypectomy)　EMR　深部残端　黏膜肌层　SSA/P

[1] 信州大学医学部附属病院消化器内科　〒390-8621 松本市旭 3 丁目 1-1　E-mail: mritobk@shinshu-u.ac.jp
[2] 同　内视镜センター
[3] 立岩医院
[4] 信州大学医学部保健学科生体情报检查学领域

介绍

冷圈套息肉切除术（cold snare polypectomy，CSP）从安全性及简便性的层面上，作为 9mm 以下的无蒂的大肠息肉的治疗渐渐普及起来[1-3]。只是，在 CSP 的适用性上还有争议，即使在日本的指南也没有提及。而且，摘除标本的病理学特征不明了的时候比较多见。

这次，作者们着重于对CSP摘除的标本残端的评价，和EMR（endoscopic mucosal resection）术后标本进行比较，明确其特征。还有，关于病变组织学差异对CSP摘除标本的残端的影响的评价也进行了讨论。

对象和方法

1. 对象

对2014年9月—2015年12月期间，将作者所在医院及立岩医院的CSP或是EMR切除的大肠息肉646处病变分为CSP组和EMR组对其病理学残端进行评价，在完全切除的病例，在切除层对其进行术后随访。还有，使用多变量分析，对残端评价困难的风险因素进行解析。再有，对于9mm以下的病变，肉眼观分为0-Is、0-Isp 或是0-IIa型。

2. 病理学的残端评价

完全切除后的组织，分为残端评估困难或是阳性（X/+）。

完全切除和内镜下一次性切除，是定义为满足病理学上的层面的切缘侧方 2 点方向以上是阴性再加上深部切缘是阴性。完全切除之外的，全部是 X/+，分为吸引回收时分裂（吸引分裂），不恰当地切出，深部切缘评价困难或是切缘阳性（VMX/+），侧切缘评价困难或是阳性（HMX/+）。

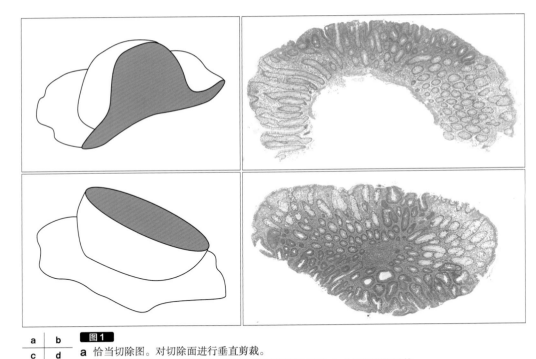

图1

a 恰当切除图。对切除面进行垂直剪裁。

b 恰当裁剪切除的 HE 染色像。可以对深部切缘及侧方 2 点方向进行评估。

c 不恰当切除图。没有对切除面进行垂直剪裁。

d 不恰当裁剪切除的 HE 染色像。不能对深部及侧方向切缘进行评估。

针对于切除病灶的切除面进行垂直剪裁，可以得到适当的标本对深部切缘及侧面残端进行评价（**图1a，b**）。针对切除面没有垂直剪裁的情况下，不能对深部切缘及侧面残端进行评价（**图1c，d**）。像这样的病例定义为"不恰当的裁剪"。

3. 讨论切除面

再判断完全切除的息肉深部切缘到达哪一层。

结果

1. 病例背景

提供了646处病变（CSP组198处病变，EMR组448处病变）（**表1**）。性别差异和病变部位没有差异性。CSP组的年龄（中间值72岁）比EMR组（中间值68岁）高，病变直径CSP组（中间值4mm）比EMR组（中间值5mm）小。肉眼观与EMR组相比较CSP组0-Ⅱa型比较多；组织类型

上，两组都是管状腺瘤、增生性息肉及无蒂锯齿状腺瘤/息肉发现得较多。在EMR组有3%的癌，在CSP组没有。

息肉的切除方法（CSP或是EMR）没有一定的选择标准，根据每个医生的判断来决定。

2. 病理学上切缘的评价（表2）

在CSP组和EMR组X/+的比例分别为57%和40%，CSP组的高值有统计学意义。作为X/+的原因，在CSP组多见于吸引分裂和VMX/+，有统计学意义。

3. 切除层次的讨论（表3）

CSP组切除到黏膜肌层的达83%，EMR切除到黏膜下层占91%，两组间有统计学意义（$P<0.001$）。

4. 在 CSP 组标本对 VMX/+ 的风险因子进行讨论（表4）

对年龄、性别、部位、大小、肉眼观及组织类型进行多变量逻辑回归分析，对VMX/+有意

表1 病例背景

	CSP 组 n = 198（例）	EMR 组 n = 448（例）	P 值
男性	139（70%）	318（71%）	0.8
年龄中间值（范围）	72 岁（36～85 岁）	68 岁（40～90 岁）	< 0.001
病变直径中间值（范围）	4mm（1～8）mm	5mm（2～9）mm	< 0.001
肉眼观 （0–Is：0–Isp：0–Ⅱa）	78：88：32 （39%：44%：16%）	230：195：23 （51%：44%：5%）	< 0.001
部位（右侧：左侧）	107：91 （54%：46%）	215：233 （48%：52%）	0.2
组织类型			0.1
管状腺瘤	178（90%）	386（86%）	
增生性息肉	12（6%）	23（5%）	
SSA/P	7（4%）	20（4%）	
癌	0（0%）	13（3%）	
其他 *	1（1%）	6（1%）	

*：肾小管状腺瘤，传统锯齿状腺癌
SSA/P：无蒂锯齿状腺瘤 / 息肉

表2 病理学切缘的判断结果

	CSP 组 n = 198 （例）	EMR 组 n = 448 （例）	P 值
完全切除	86（43%）	268（60%）	< 0.001
X/+	112（57%）	180（40%）	
吸引分裂	56（28%）	81（18%）	< 0.01
不适当的切除	41（21%）	84（19%）	0.6
VMX/+	12（6%）	3（1%）	< 0.001
HMX/+	4（2%）	14（3%）	0.4

表4 在 CSP 组标本上对 VMX/+ 风险因子的讨论

	单变量 解析 P 值	多变量解析 * 风险比	95% 的 置信区间	P 值
大小				
≤ 5mm		1	参考	
6～10mm	0.5	0.9	0.1～6.0	0.9
肉眼观				
0–Is+0–Isp		1	参考	
0–Ⅱa	0.9	0.8	0.1～6.0	0.8
组织类型				
管状腺瘤		1	参考	
SSA/P+HP	< 0.001	31.4	6.7～148.6	< 0.001

*：从年龄、性别、部位、大小、肉眼观及组织类型进行多变量逻辑回归分析
SSA/P：无蒂锯齿状腺瘤 / 息肉；HP：增生性息肉

表3 在完全切除的标本上关于切除层的检讨

	CSP 组 n = 86（例）	EMR 组 n = 268（例）	P 值
黏膜肌层	71（83%）	25（9%）	< 0.001
黏膜下层	15（17%）	243（91%）	

义的因素只有组织类型，和管状腺瘤相比较，无蒂锯齿状腺瘤/息肉或是增生性息肉的风险比是31.3（95%的置信区间值是6.7～148.6，P<0.001）。

病例

［病例1］60岁，女性

在降结肠见一个7mm大小的0–Ⅱa型息肉（**图2a**）。有黏液附着，喷洒靛胭脂染色，判定为Ⅱ型腺管（**图2b**），考虑锯齿状病变，行CSP治疗（**图2c**）。内镜下没有残留，认为是一次性完全切除。在HE染色下观察，看到隐窝的扩张、隐窝的不规则分布，底部向水平方向的变形，认为是SSA/P（**图2d**）。切除的标本没有向黏膜下层浸润，从深部切缘判断切除了黏膜肌层到隐窝底部（**图2e**）。

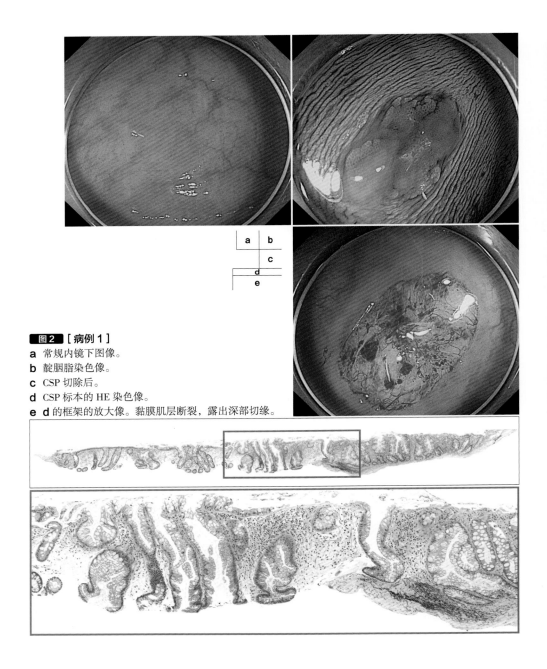

图2 ［病例1］
a 常规内镜下图像。
b 靛胭脂染色像。
c CSP 切除后。
d CSP 标本的 HE 染色像。
e d 的框架的放大像。黏膜肌层断裂，露出深部切缘。

[病例2]患者80岁，男性（本次讨论期间以外的病例）

在升结肠发现的 7mm 大小的 Ⅰs 型息肉（图3a）。靛胭脂染色判定为混合 Ⅱ 型和 Ⅲ 型的腺管结构（图3b）。怀疑是锯齿状病变和管状腺瘤混合型息肉，进行 CSP 治疗（图3c）。内镜下没有残留，认为是一次性完全切除。病理组织学上主体是管状腺瘤病变，一部分是高分化腺癌和 SSA/P 成分。癌组织的深部在黏膜肌层断裂，判断深部切缘阳性（图3d~j）。之后，对同一部位追加了 ESD 术，切除标本认为没有肿瘤残留，和患者谈话的基础上，制订了严密随访的治疗方针。

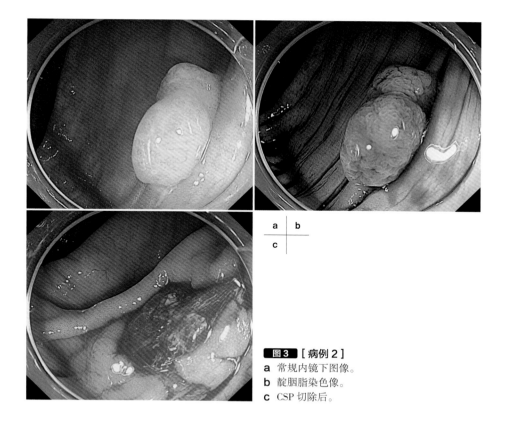

图3 [病例2]
a 常规内镜下图像。
b 靛胭脂染色像。
c CSP切除后。

讨论

这次，对CSP及EMR切除的标本进行病理学的比较和讨论，判断CSP标本的切缘困难的病例比较多。主要是因为吸引分裂和VMX/+比较多。再有，大部分的CSP标本，深部切缘不包括黏膜下层，是在黏膜肌层水平的浅切除。

Lee等[4]研究报告了CSP切除的标本含有黏膜下层的比例在1/59（2%）。还有Tutticci等[5]报告了CSP切除后黏膜缺损部中心存在的白色突起物（cold snare polypectomy defect protrusions）相当于黏膜肌层和黏膜下层。也就是说，CSP切除的深度在黏膜肌层附近，和这次的讨论结果相一致。一方面，大部分EMR的切除层在黏膜下层。根据切除层的不同，CSP和EMR相比较，切除标本薄，标本强度弱，吸引回收时候容易分裂。

在日本的指南，黏膜下层浸润深度不足1000μm的话，淋巴结转移的危险性低，内镜下根治的可能性高[6]。即使在这次的讨论也明确了，在CSP治疗中不能充分地切除到黏膜下层，预想中向黏膜下层的浸润癌的病理学评价深部切缘是阳性。实际上，在**病例2**标本的深部切缘黏膜肌层一部分断裂，在同部位暴露出了癌腺管。即使不足5mm的小病变也有报告是向黏膜下层的浸润癌[7]，即使用EMR切除后随访观察的病例，CSP治疗后的病例有必要追加外科手术切除。

CSP适应的病变，一般是大小在9mm以下，肉眼观是无蒂息肉[1, 3]。只是，在这次讨论中，无蒂锯齿状腺瘤/息肉和增生性息肉是VMX/+的风险因素，怀疑锯齿状病变的时候，应该慎重地选择CSP。还有，内镜下显示考虑癌的情况下，不适用于CSP。

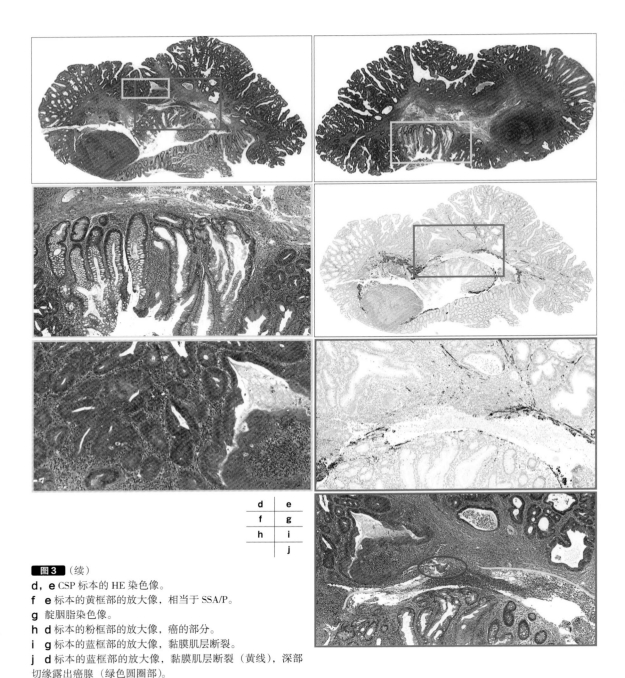

d	e
f	g
h	i
	j

图3（续）

d，e CSP 标本的 HE 染色像。

f e 标本的黄框部的放大像，相当于 SSA/P。

g 靛胭脂染色像。

h d 标本的粉框部的放大像，癌的部分。

i g 标本的蓝框部的放大像，黏膜肌层断裂。

j d 标本的蓝框部的放大像，黏膜肌层断裂（黄线），深部切缘露出癌腺（绿色圆圈部）。

实施所有CSP的内镜医生，了解CSP切除标本的特征，在CSP实施前有必要行色素染色或是NBI放大观察等进行充分的观察，决定是否可以行CSP治疗。

总结

对CSP和EMR切除标本的病理学特征进行比较讨论，关于CSP的问题点进行叙述。CSP虽然是从安全性和简便性方面作为小息肉切除技能逐渐普及起来的，但是应该选择合适的病例进行。

参考文献

[1] Repici A，Hassan C，Vitetta E，et al. Safety of cold polypectomy for <10mm polyps at colonoscopy：a prospective multicenter study. Endoscopy 44：27–31，2012

[2] Horiuchi A，Nakayama Y，Kajiyama M，et al. Removal of small colorectal polyps in anticoagulated patients：a prospective randomized comparison of cold snare and conventional polypectomy. Gastrointest Endosc 79：417–423，2014

[3] Aslan F，Camci M，Alper E，et al. Cold snare polypectomy versus hot snare polypectomy in endoscopic treatment of small polyps. Turk J Gastroenterol 25：279–283，2014

[4] Lee CK，Shim JJ，Jang JY. Cold snare polypectomy vs. Cold forceps polypectomy using double–biopsy technique for removal of diminutive colorectal polyps：a prospective randomized study. Am J Gastroenterol 108：1593–1600，2013

[5] Tutticci N，Burgess NG，Pellise M，et al. Characterization and significance of protrusions in the mucosal defect after cold snare polypectomy. Gastrointest Endosc 82：523–528，2015

[6] Watanabe T，Itabashi M，Shimada Y，et al. Japanese Society for Cancer of the Colon and Rectum（JSCCR）Guidelines 2014 for treatment of colorectal cancer. Int J Clin Oncol 20：207–239，2015

[7] Oka S，Tanaka S，Nakadoi K，et al. Endoscopic features and management of diminutive colorectal submucosal invasive carcinoma. Dig Endosc 26：78–83，2014

Summary

Histological Comparison of Cold Snare Polypectomy and Endoscopic Mucosal Resection

Akihiro Ito[1]，Tomoaki Suga[2]，
Junichi Kobayashi[1]，Hiromi Saito，
Yu Hihara，Yukiko Yokota，
Reina Nakamura，Atsuhiro Hirayama，
Seiichi Daikuhara，Nobuyuki Tateiwa[3]，
Hiroyoshi Ota[4]

Histological features of CSP（cold snare polypectomy）specimens are not well known. This study aimed to clarify the histological cut end and the resection layer between CSP and EMR（endoscopic mucosal resection）We studied 646 colorectal polyps（198 treated using CSP and 448 using EMR）. An unevaluable/positive（X/+）margin was seen in 57% of the CSP specimens and 40% of the EMR specimens；suction damage and an X/+ VM（vertical margin）were significantly higher in the CSP specimens than in the EMR specimens. The resection layer was mostly found to be the muscularis mucosae（83%）in the CSP specimens. The risk factor associated with an X/+ VM was a serrated lesion. Endoscopists should decide CSP adaptation with the understanding of the histological features of CSP specimens.

[1]Department of Medicine，Gastroenterology，Shinshu University School of Medicine，Matsumoto，Japan

[2]Endoscopic Examination Center，Shinshu University Hospital，Matsumoto，Japan

[3]Tateiwa Clinic，Nagano，Japan

[4]Department of Biomedical Sciences，School of Health Sciences，Shinshu University School of Medicine，Matsumoto，Japan

主题　大肠小·微小病变冷切除的意义与课题研究

对冷圈套切除标本进行评价
——根据回收方法的不同在组织学评价上的差异

德竹 康二郎[1]

佐藤 幸一

柴田 壮一郎

柴田 景子

宫岛 正行[2]

木村 岳史[1]

丸山 雅史

藤泽 亨

森 宏光

松田 至晃

和田 秀一

摘要●因为冷圈套切除的标本比较脆弱，使用息肉圈套回收标本的损伤率比较高。作者们考虑吸引按钮是存在损伤的原因，如果不通过吸引按钮回收，可以考虑从活检钳孔道吸引回收标本。息肉圈套回收的标本 27/89 处病变有损伤，相对应使用活检钳孔道的损伤只有 1/68 处病变，损伤率明显低。显示吸引按钮是标本损伤的原因，根据回收方法的不同，对组织学的评价有很大的影响。

关键词　冷圈套切除　吸引按钮　息肉圈套

[1] 長野赤十字病院消化器内科　〒380–8582 長野市若里 5 丁目 22–1
[2] 長野県立信州医療センター消化器内科

介绍

冷圈套切除 (cold snare polypectomy，CSP) 因为手法简单、术后出血少等安全性角度，在日本逐渐普及起来。还有，其背景在达成了干净结肠的基础上，解决了小病变有必要进行多处切除的课题。

在深部结肠的多数的病变治疗的时候，为了避免内镜反复插入，不得已使用息肉圈套吸引回收标本，因此，干净结肠和CSP，吸引回收也可以说是不可分离的关系。使用息肉圈套回收时，出现高频率的标本断裂，导致很多标本粉粹了。使用吸引按钮吸引标本的话，导致得到的标本损伤是很多内镜医生的经验感触。在这次的探讨中，作者们对"为何标本产生损伤"的疑问，侧重于对吸引回收时候的技法进行验证。

经得起评价的病理 CSP 的切除技法，CSP 标本的特征

首先，想考虑经得起评价的 CSP 标本，在切除前充分进行放大内镜观察，确认是良性的病变（**图 1a，b**），切除要确保充足的范围进行圈套。在不进行局部注射的小病变为对象的场合下，含有周围肺肿瘤组织进行圈套的难度比较高，各公司贩卖的 CSP 专用的圈套器，直径小，金属丝的直径也细，适用于小病变的套扎。因为圈套器的手部操作只是使用力量进行切除的，所以手部操作也是有窍门的。从经验来说，一边利用手腕的控制一边果断地引导操作是非常重要的，这里也可以谋求内镜助手的技术协助。在内镜助手没有积累到十足的经验的时候，也有内镜手术者使用右手进行套扎操作的。

像这样切除的标本，周围黏膜充分地伸展可以使用细针固定，也耐得住实体显微镜的观察

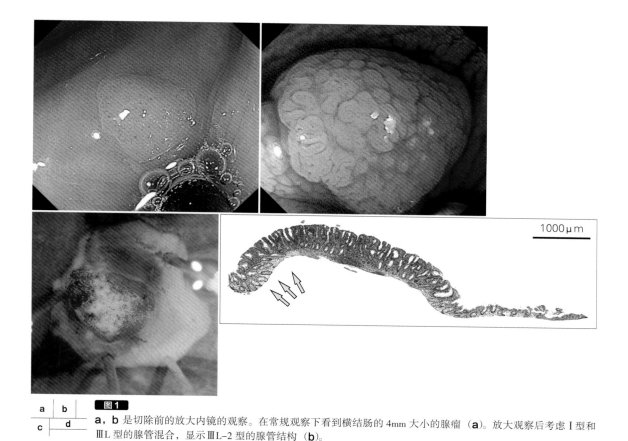

图1

a，b 是切除前的放大内镜的观察。在常规观察下看到横结肠的 4mm 大小的腺瘤（**a**）。放大观察后考虑 I 型和 IIIL 型的腺管混合，显示 IIIL-2 型的腺管结构（**b**）。

c CSP 标本的实体显微镜的观察像，周围黏膜充分地伸展，可以使用细针进行固定，也可以用显微镜进行观察。

d 同病变的病理学所见。侧方切缘是阴性的，没有取到黏膜下层，黄色箭头部分黏膜肌层也没有取到。即使慎重地进行 CSP，也难以确保充分的切除深度。

（**图1c**）。即使在CSP摘取小的病变，病理组织学所见和实体显微镜观察，也可以和放大内镜观察进行比较。只是，即使确保周围有充分范围的CSP的标本，在病理组织学方面，也不能确保侧面切缘是阴性，深部切缘也有部分黏膜肌层没有采集到（**图1d**，黄色箭头），确保适当的切除深度是比较困难的。CSP虽然含有黏膜下层但都会一并圈套切除，而黏膜肌层水平上却是钝性剥离。这个时候抓取的黏膜下层是剩下的肠管侧壁，也就是说观察到火山状及CSDPs（冷圈套息肉切除术后缺损突出），确认了CSDPs是残留的黏膜肌层[1]。热切除或是热EMR都是含有黏膜下层的切除方法，切除的标本整体比较厚实（**图2**），CSP标本又薄又脆，其回收方法有必要进行讨论。

在息肉圈套回收时标本的损伤

即使含有周围黏膜的一次性切除的标本，在息肉圈套回收的时候，标本也是有多处的断裂（**图3a**），粉碎成碎块了（**图4a**）。要是病变能再重组的话还好，要是不清楚病变的形状、病变的上下方向的话，是不可能评估切缘的（**图3b**，**图4b**），关于CSP，很多的报告显示"不能判断""切缘不明了"，认为是这样回收标本造成的。

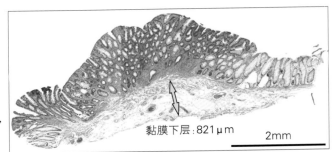

图2 其他病例的热 EMR 标本的病理组织学所见，不进行局部注射和 CSP 是一样的，切除部分含有黏膜下层（蓝色箭头），和 CSP 标本相比厚实

黏膜下层：821μm

2mm

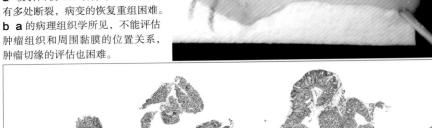

图3
a 吸引回收 CSP 切除术后的标本。有多处断裂，病变的恢复重组困难。
b a 的病理组织学所见，不能评估肿瘤组织和周围黏膜的位置关系，肿瘤切缘的评估也困难。

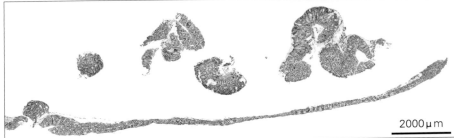

2000μm

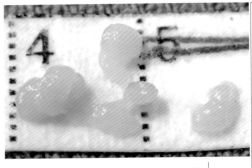

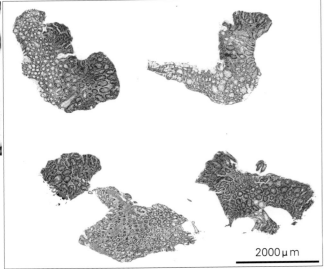

图4
a 回收吸引的粉碎的 CSP 切除术后的标本。也还是病变重组困难，对病理标本的制作也造成了障碍。
b a 的病理组织学所见，已经不能进行病理诊断了。

2000μm

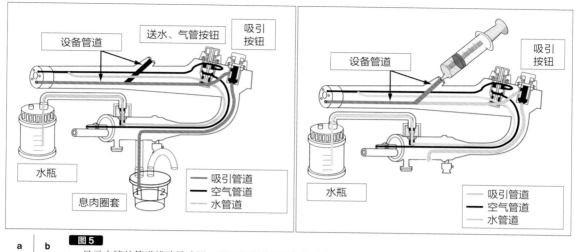

图 5

a 显示内镜的管道线路模式图。显示息肉圈套回收的通路（红线）。
b 活检钳孔道的橡皮栓上插入注射器，用手的负压进行回收通路（红线）。可以回避吸引按钮造成的损伤。

回收法图解和新规回收法方案

一直以来的息肉圈套回收方法，是从活检钳孔道通过吸引按钮息肉圈套回收（**图 5a**）。作者们认为吸引回收是标本损伤的原因，且主要是吸引按钮影响大，考虑使用不通过吸引按钮进行回收的方案。活检钳孔道的橡皮帽装有 50mL 的注射器，用手抽取注射给予负压。这样一来，切除的标本从活检钳孔道的橡皮帽的里侧可以回收（**图 5b**）。注射器的内部将标本吸收回来，拔出橡皮帽用镊子等将标本回收。

1. 对象和方法

2015 年 9 月—2016 年 3 月的 8 个月时间，以这个期间在作者所在科室进行 CSP 治疗的患者为研究对象。由有 10～11 年内镜经验的内经医生进行操作。圈套器使用的是 Captivator™（波士顿公司制，Small Hexagonal-Stiff）。按照病例号尾号分为奇数组和偶数组两个群组。偶数组是常规的息肉圈套回收（以下，简称圈套回收），奇数组使用活检钳孔道用注射器回收（以下称孔道回收），进行前瞻性研究。对病例的年龄、

性别、病变的部位、形态及尺寸进行探讨，对标本有无损伤的各个影响因子进行评价。再有，全部病变在切除前均进行放大观察，除外在腺管形态诊断上怀疑恶性肿瘤的病变。再加上，病变太大，也除外不能吸引的病灶。本研究的内容，得到生命伦理委员会的认可。

2. 结果

共 69 例病例，166 处病变，横结肠的病变占 37%，稍微多一些。形态上平坦的 0-Ⅱa 型占 7 成，组织学诊断基本上都是腺瘤。还有，不能回收的病变，圈套回收 2 处病变，孔道回收 7 处病变（**表 1**）。

关于标本损伤，相对于圈套回收的 89 处病变中 27 处病变，大约 3 成的损伤，孔道回收只有 1 处病变，有少许的损伤，有统计学意义（**表 2**）。病变尺寸的中间值，有损伤的 4mm，没有损伤的 3mm，有大的病变更容易损伤的倾向。在病变形态上没有统计学意义。还有，关于内镜，虽然 CF-HQ290I（Olympus 公司制）的孔道直径是 3.7mm，PCF-Q260AZI（Olympus 公司制）是 3.2mm，有 0.5mm 的差异，但是标本的损伤率没

表1 对病例及切除的病变进行比较

	圈套回收（例）	孔道回收（例）	P 值
男性：女性	23：16	17：13	1.000*
年龄中间值（范围）	69 岁（30～89 岁）	68 岁（52～87 岁）	0.904**
切除的病变数	91	75	
病变部位			
C：A：T	3：26：38	8：21：21	0.383*
D：S：RS～Rb	8：15：1	5：16：4	
肉眼观			
0–Is：0–Ip	24：0	19：1	1.000*
0–IIa	67	55	
病变尺寸（范围）	3mm（2～7mm）	3mm（1～6mm）	0.952**
pit pattern（靛胭脂染色）			
IV	6	10	0.338*
IIIL	82	62	
II	3	3	
未能回收	2（2.2%）	7（9.3%）	0.080*

*：χ^2 检验；**：Mann–Whitney U 检验。

表2 分析对损伤有无的各个影响因子

	标本的状态		
	有损伤 $n = 28$（例）	无损伤 $n = 129$（例）	P 值
无损伤			
圈套回收	27	62	<0.001*
孔道回收	1	67	
病变尺寸（范围）	4mm（2～6mm）	3mm（1～7mm）	0.03**
≤ 3mm	11	78	0.112*
>3mm	17	51	
肉眼观			
0–Is，0–Ip：0–IIa	9：19	34：95	0.534*
内镜种类			
CF–HQ290I：PCF–Q260AZI（钳子孔道内径）	10：18	54：75	0.672*

*：χ^2 检验；**：Mann–Whitney U 检验。

有差异。因此，确认了标本最关键的最强的影响是回收法的差异，特别是是否通过吸引按钮是非常重要的。

讨论

在20世纪90年代，关于热EMR病变的吸引

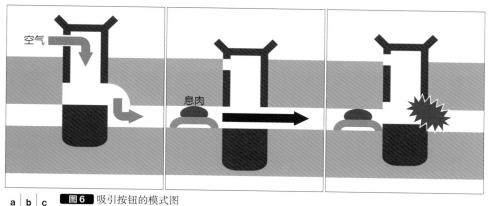

图6 吸引按钮的模式图

开放状态下，吸引的是空气（**a**）。全部按压状态下，标本能顺利通过（**b**），但是在半按压状态下，吸引按钮发生冲突，由于按钮的开闭导致了切断（**c**）。

回收的报告有很多，土屋等的研究[2]表明，通过吸引回收的标本损伤率大约在20%，损伤的原因主要侧重于活检钳孔的尺寸、吸引压力及回收器具的差异。在作者们的讨论中，没能确认活检钳孔的尺寸，只是回避吸引按钮来抑制损伤。在吸引按钮完全按压的状态下吸引通路是完全开放的，标本可以顺利通过，但是，在半按压的情况下，和吸引按钮出现冲突，由于按钮的开闭导致了切断（**图6**）。实际治疗的时候，很难持续地将按钮全部按压，考虑是吸引按钮的构造的原因造成了标本的损伤。

这次的讨论中，CSP标本的吸引回收的损伤率为30%，和热EMR切除相比较稍高。和热EMR相比较，CSP标本比较薄、比较脆弱，认为是容易损伤的原因。到现在为止，热EMR和息肉热切除的标本常用圈套吸引回收，含有黏膜下层，有一定的厚度，是结实的标本，或许可以说是抑制了标本的损伤。近些年来关于CSP的报告，切缘判断不明了的比例为40.0%～50.6%[3, 4]。CSP的普及使得脆弱的标本的切缘判断不明了的比例升高，恐怕导致了病理诊断的质量低下。虽然开头CSP的技巧简单地叙述了，但为了得到经得起详细的病理学评估的标本，从圈套的技法开始到回收方法的选择，再加上回收后标本的伸展、标本的提取，都有必要仔细注意，是不能一概而论。

为了强调干净结肠，在切除病变允许丢弃的环境下，不用和病理标本一一对应，不用放大内镜往复观察的话，没有必要进行标本的回收。日本的大肠镜的诊疗也受欧美潮流的影响，逐渐渗透的干净结肠的考虑，或是使用放大内镜诊断危险性更高的病变，应该是从非侵袭性和经济上考虑，还是个没有讨论完成的课题。

只是，在放大内镜登场以后，日本的内镜医生长年培训腺管结构和病理对比的内镜诊断学，而CSP不能充分地进行病理讨论，对这样的普及感到担忧。另一方面，CSP的优点也有很多，黏膜肌层水平的标本剥离，不损伤黏膜下层的血管，当然术后出血也几乎没有。想极力避免术后出血的风险，例如高龄患者、服用抗凝药等出血风险性高的病例，夜间不能治疗的白天治疗结束可回家的患者，CSP是很好的选择。病变对象的选择也要慎重。高度怀疑异型增生或是癌的病变，应该选择热EMR治疗。还有，CSP技法被认为是以热EMR技能为基础的，要是大肠镜治疗不熟悉的研修阶段的话，首先要熟练局部注射的热EMR技法，应该接受放大内镜和关于病理的对比训练。熟知诊断和各种治疗的特性，进一步考虑回收法的差异，选择CSP治疗是理想的。

总结

　　CSP是加上了切除技能的熟练度，根据标本回收的方法，左右治疗后的病理评估。这次的提案是从活检钳孔道进行吸引回收的一个试验方法，要点是回避吸引按钮。由于CSP是以小病变为对象，因此它的评估有轻视的倾向，在治疗的时候要充分注意，尽可能进行详细的评估。

参考文献

[1] Tutticci N，Burgess NG，Pellise M，et al. Characterization and significance of protrusions in the mucosal defect after cold snare polypectomy. Gastrointestinal endoscopy　82：523–528，2015

[2] 土屋和彦，五頭三秀，木幡義彰. 鉗子孔を用いたポリープ回収に関する検討. Therapeutic Research　14：533–536，1993

[3] Takeuchi Y，Yamashina T，Matsuura N，et al. Feasibility of cold snare polypectomy in Japan：A pilot study. World journal of gastrointestinal endoscopy　7：1250–1256，2015

[4] Din S，Ball AJ，Riley SA，et al. Cold snare polypectomy：does snare type influence outcomes？. Digestive endoscopy：official journal of the Japan Gastroenterological Endoscopy Society　27：603–608，2015

Summary

Difference between Retrieval Methods in the Histological Evaluation of Cold Snare Polypectomy Specimen

Kojiro Tokutake[1]，Koichi Sato，
Soichiro Shibata，Keiko Shibata，
Masayuki Miyajima[2]，Takefumi Kimura[1]，
Masafumi Maruyama，Toru Fujisawa，
Hiromitsu Mori，Yoshiaki Matsuda，
Shuichi Wada

Cold snare polypectomy specimens are fragile; therefore, the probability of specimen damage is high. We hypothesized suction button to be the cause of specimen damage and devised a new method to retrieve specimens without passing them through the suction button. Retrieval through device channel avoids specimen damage. During retrieval using polyp trap, 27/89 lesions were damaged, whereas during retrieval using the new method, only 1/68 lesion was damaged; thus, the damage rate using the new method was evidently low. This suggested that passage through the suction button was the cause of specimen damage.

[1]Internal Medicine, Gastroenterology, Nagano Red Cross Hospital, Nagano, Japan
[2]Internal Medicine, Gastroenterology, Nagano prefectural Shinshu Medical Center, Suzaka, Japan

主题 | 大肠小·微小病变冷切除的意义与课题研究

冷切除的意义与课题研究

我的想法——从赞成的立场

斎藤 丰[1]
中岛 健
山田 真善[1]
松田 尚久
江乡 茉衣
关根 茂树

中谷 行宏
居轩 和也
坂本 琢
市岛 谅二[1]
张 萌琳

高丸博之
关口 正宇[1, 2]
角川 康夫[1, 2]
田中 优作
谷口 浩和[3]

[1]国立がん研究センター中央病院内視鏡科
〒104-0045 東京都中央区築地 5 丁目 1-1
E-mail: ytsaito@ncc.go.jp
[2]同　検診センター
[3]同　病理科

关键词　CSP (cold snare polypectomy)　EMR (endoscopic mucosal resection)
ESD (endoscopic submucosal dissection)
术后出血　通电　NBI (narrow band imaging)　腺管结构 (pit pattern)　放大观察

定义和意义

1. CSP 的定义和普及的背景

一直以来息肉圈套套扎之后，通过通电将息肉切除，CSP（cold snare polypectomy）是不通电而进行机械性的切除，在 Pubmed 上作为 "cold polypectomy（冷切除）" 检索，最初的报道在 1992 年发表的《Gastrointestinal Endoscopy》杂志上[1]。在那之后，主要是欧美国家引入，近些年来，在日本也因它的简便性、安全性受到了关注[2]。

2. 腺瘤癌变学说

在大肠，根据腺瘤癌变学说的原则，一般对腺瘤性病变都进行切除。关于 5mm 以下的腺瘤，根据医院的不同而处理方式不同，不切除的话，以几年的随访为前提，最终在癌变前将它切除。

美国的 NPS（National Polyp Study）研究结果也显示，息肉全部切除的情况下（以下称干净结肠），能够抑制大肠癌的患病率和死亡率[3, 4]，即使在日本的 JPS（Japan Polyp Study）[5]也报告了，原则上在干净结肠的基础上，指定了 1 年后和 3 年后的两次检查和 3 年后只有 1 次检查的密切随访的医疗方案。大肠腺瘤不是全部会癌变，因为不能预测哪种腺瘤将来会癌变，因此尽可能地全部在内镜下切除。

3. 内镜治疗的方法

一直以来对腺瘤的治疗方针是根据腺瘤的直径、肉眼观等因素来进行选择的。对 5mm 以下的腺瘤（除外凹陷型）用热活检钳外，6mm 以上的腺瘤行息肉切除，对平坦凹陷型肿瘤及黏膜内癌选择 EMR（endoscopic mucosal resection）。对有蒂的病变，不论肿瘤直径，主要选择息肉切除，怀疑平坦型肿瘤的 2cm 以上的癌，EMR 一次性切除困难的情况下，选择 ESD（endoscopic submucosal dissection）[6]。再有5mm以下的肿瘤，使用活检钳对肿瘤进行活检时同时摘除称活检摘除（cold forceps polypectomy，CFP），但是息肉切除还是有必要通电的。

4. EMR、息肉切除的意义

从欧美国家报道了CSP的概念。还有Horiuchi等[7]报道了高出血风险人群的随机比较试验中证实了CSP的安全性，在日本也急速地普及起来了。那么，为什么要进行通电、局部注射的EMR呢？

在1969年Wolff和Shinya等[8]首次报道了大肠息肉切除。1971年Deyhle等[9]报道了在大肠中的息肉切除。

通电的意义在于，切缘具有烧灼效果，即使切缘是阳性，也能预防局部复发，还有止血的效果。因为向肌层的通电是穿孔的危险因素，EMR开发了局部注射。向黏膜下层注射生理盐水等，确保了深部切缘和预防复发，接着以预防复发为目的向肌层烧灼。另外，因为切除范围的扩大，也报道了有术后出血的比例升高的缺点。

CSP的临床的有用性·安全性
——讨论作者所在医院的数据

CSP因为不进行基本的通电、局部注射等操作，所以会对切缘阳性率、复发率及术后出血率等产生疑问。这里从讨论作者所在医院的CSP的数据中得到提示。基本上1cm以下的0- Is、0- Ⅱa型病变，全部使用NBI放大观察，诊断腺管结构的基础上进行治疗。除外凹陷型病变（0- Ⅱc）、有蒂的病变（0- Ip）和呈现Ⅴ型腺管的病变（怀疑癌的病变）。

在3年6个月期间的1315名患者的2530处病变进行了CSP（**表1**）。肉眼观0-Ⅱa型72.6%，0-Is型27.4%；病变直径中间值是5mm（范围：2～12mm）。口服抗凝药物占3.6%，在其中有四成不到口服药持续服用。关于合并症、穿孔及术后出血都是0，认为是安全的技法。

从病理组织学诊断结果明细上来看，腺瘤82.3%，增生性息肉或是SSA/P 11.7%，黏膜内癌

表1 作者所在医院2013年1月—2016年6月间，对不足10mm的病变进行治疗的结果

10mm以下的病变 （n = 5206）	CSP	EMR/ polypectomy
病变数目	2 530	2 676
病变平均直径	5.0 ± 1.5mm	6.2 ± 1.4mm
技术比例 （EMR: polypectomy）		1806 : 870
肉眼观		
0-Ip/0-Is/0-Is+Ⅱa	692（27.4%）	1149（42.9%）
0- Is+Ⅱc/0- Ⅱa/0- Ⅱa+Ⅱc/ 0- Ⅱc/0- Ⅱc+Ⅱa	1838（72.6%）	1525（57.0%）
复发	0（0）	2（0.07%）
部位		
右半结肠	1414（55.9%）	1406（52.5%）
左半结肠	996（39.4%）	1088（40.7%）
直肠	120（4.7%）	182（6.8%）
病理结果	t	
增生性息肉或是SSA/P	296（11.7%）	249（9.3%）
腺瘤	2082（82.3%）	2237（83.6%）
黏膜内癌	7（0.28%）	56（2.1%）
黏膜下浸润癌	1（0.04%）	13（0.49%）
非肿瘤 （正常黏膜、炎症等）	144（5.7%）	121（4.5%）
并发症		
穿孔	0	0
术后出血	0	4（0.15%）

CSP：冷圈套息肉切除术；SSA/P：广基锯齿状腺癌/息肉

是0.28%（7例），SM癌0.04%（1例），非肿瘤5.7%（**表1**）。腺瘤占82.3%，含有黏膜内癌和SM癌的概率非常低。癌的频率和EMR/息肉切除相比较，CSP都是优势性的低（癌：0.28% vs. 2.1%），是个合适的治疗选择。

关于唯一的1例SM癌进行反思及提示（**图1，图2**）。

本病例是结肠癌术前进行内镜检查，内镜下对多发腺瘤治疗后，对本病变采取了CSP，手术时对含有CSP瘢痕的地方能够一起切除，如果不这样的话，不止SM浸润深度不明确，深部切

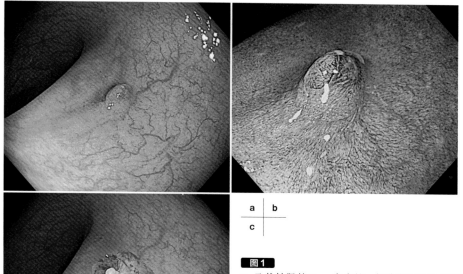

图1

a 乙状结肠的 5mm 大小的一部分发红的隆起型病变（0-Is），在重新诊断时，向左侧偏斜。

b NBI 的靠近像。通常发红的区域将病变分为上半部和下半部。下半部是 JNET 分类中的 Type 1 型，覆盖着正常黏膜。常规观察下，发红明显的右半部观察到中心的血管密度稀疏，周围观察到稍微粗大的血管，推荐 JNET 分类 Type 2B，因为没有充分地进行放大观察，难以正确判断。

c 切除后的切缘，中间见白色突起物。根据 Tutticci 等[10] 关于 CSDPs（cold polypectomy defect protrusions）报告，是黏膜肌层。

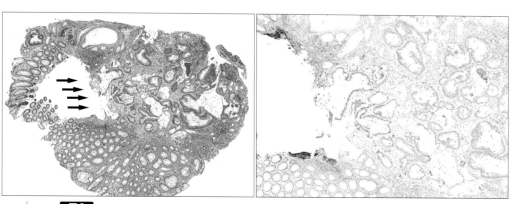

a | b **图2**

a 切除的标本的低倍放大像（HE 染色）。高分化腺癌，标本的最深部切缘有可能是阳性（箭头处）。在其旁边，认为伴有肿瘤浸润的纤维成形性反应（desmoplastic reaction）。

b desmin 免疫染色的放大图像，肿瘤深部的黏膜肌层不明了，和肿瘤周围的纤维成形性反应合并诊断为 SM 浸润癌。黏膜下层的浸润距离，难以正确地判断。

缘阳性的危险性也很大，内镜下可疑SM的病变绝对不是CSP的适应证。

课题讨论

CSP是简便又安全的可能良好施行的方法，今后，以下的课题也能被提出来。

第一，深部切缘有不充分的可能性，怀疑癌的病变不应该选择。

第二，长期预后的数据不充足，不能否定局部残留、复发的可能性。对腺瘤性病变进行适当的切除的话，局部即使有残留，也有可能追加内镜下治疗，随访的时间、频率也是问题。

第三，简单-安全的反面，对于小的腺瘤及多发性腺瘤增加了切除的可能性。当然是支持腺瘤癌变学说，但是伴随而来的是病理医生的负担、产生成本的问题。不进行组织评估、不回收的"放弃策略[11]"也存在是非问题，今后还有讨论的余地。

参考文献

[1] Tappero G，Gaia E，De Giuli P，et al. Cold snare excision of small colorectal polyps. Gastrointest Endosc 38：310–313，1992

[2] Matsuura N，Takeuchi Y，Yamashina T，et al. Incomplete resection rate of cold snare polypectomy：a prospective single-arm observational study. Endoscopy 49：251–257，2017

[3] Zauber AG，Winawer SJ，O'Brien MJ，et al. Colonoscopic polypectomy and long-term prevention of colorectal-cancer deaths. N Engl J Med 366：687–696，2012

[4] Nishihara R，Wu K，Lochhead P，et al. Long-term colorectal-cancer incidence and mortality after lower endoscopy. N Engl J Med 369：1095–1105，2013

[5] Matsuda T，Fujii T，Sano Y，et al. Five-year incidence of advanced neoplasia after initial colonoscopy in Japan：a multicenter retrospective cohort study. Jpn J Clin Oncol 39：435–442，2009

[6] Tanaka S，Kashida H，Saito Y，et al. JGES guidelines for colorectal endoscopic submucosal dissection/endoscopic mucosal resection. Dig Endosc 27：417–434，2015

[7] Horiuchi A，Nakayama Y，Kajiyama M，et al. Removal of small colorectal polyps in anticoagulated patients：a prospective randomized comparison of cold snare and conventional polypectomy. Gastrointest Endosc 79：417–423，2014

[8] Wolff WI，Shinya H. Polypectomy via the fiberoptic colonoscope. Removal of neoplasms beyond reach of the sigmoidoscope. N Engl J Med 288：329–332，1973

[9] Deyhle P，Seuberth K，Jenney S，et al. Report on new instruments and new methods, endoscopic polypectomy in the proximal colon. Endoscopy 3：103–105，1971

[10] Tutticci N，Burgess NG，Pellise M，et al. Characterization and significance of protrusions in the mucosal defect after cold snare polypectomy. Gastrointest Endosc 82：523–528，2015

[11] Ignjatovic A，East JE，Suzuki N，et al. Optical diagnosis of small colorectal polyps at routine colonoscopy (detect inspect characterise resect and discard；DISCARD trial)：a prospective cohort study. Lancet Oncol 10：1171–1178，2009

冷切除的意义与课题研究

我的想法——从赞成的立场

鹤田 修[1, 2]

[1] 久留米大学病院消化器病センター　〒830-0011
久留米市旭町 67
E-mail: tsuruta_osamu@kurume-u.ac.jp
[2] 久留米大学医学部内科学講座消化器内科部門

关键词　CP（cold polypectomy）　CFP（cold forceps polypectomy）
CSP（cold snare polypectomy）　clean colon（干净结肠）　discard（丢弃）

介绍

在日本消化病学会制订的《大肠息肉诊疗指南》[1]中，关于大肠在直径5mm以下的微小腺瘤的处理原则：①隆起型病变允许随访观察（提出随访观察）；②记载了在平坦凹陷型病变，肿瘤及癌的鉴别困难的病变提出要内镜下切除。另一方面，美国报告了腺瘤性息肉进行内镜下摘除成干净结肠的话，大肠癌的患病率及死亡率会降低[2, 3]。

还有，在最近，为了达成干净结肠，不使用高频电波凝固装置，很多的医院使用活检钳、圈套器等对息肉进行冷切除（cold polypectomy）。活检钳进行的摘除称冷钳切除（cold forceps polypectomy，CFP），用圈套器切除的称冷圈套切除（cold snare polypectomy，CSP），一般 CFP 适用于 5mm 以下，CSP 也适用于 5mm 以下，有时也包含不足 10mm 的肿瘤性息肉。再加上，也有认为 5mm 以下的息肉几乎不存在癌的可能，没有必要进行组织学检验，医疗经济学角度切除后不回收组织也是可以的 [4]。

从以上各点看，现在关于5mm以下的肿瘤性息肉是否全部摘除还是悬而未决的问题。以下对CP的优点及问题点进行叙述。

CP 的优点

1. 劳动力、经济性

CP是不使用高频电波切开凝固装置，也不使用生理盐水局部注射的技法，与使用的HSP（hot snare polypectomy）和EMR（endoscopic mucosal resection）相比较，术者的劳动力也减少了，经济上也是以低成本就可以进行的技术。特别是，一个患者有多处病变的时候，这个优点就很显著。

2. 安全性（出血、穿孔）

与HSP、EMR、热活检等的热切除（hot polypectomy，HP）相比，出血、穿孔的风险一定是低的。再加上即使持续服用抗凝药物的患者使用CSP与未服的患者相比较，出血率也没有上升，有报道持续服用抗凝药物（华法林）患者的出血率CSP比HSP低，有统计学意义[5]。

CP 的问题点

1. 安全性（出血）

在摘除时及迟发性出血接近于0吗？要是有出血的话，程度轻吗？抗凝药物，特别是对口服抗凝药物的患者进行CP时，其出血即使在门诊也能确保实施吗？什么程度？对这些疑问有必要进行大规模的临床验证。

2. 根据熟练度、设备的不同而不同

是初学者也能简单、安全地进行的技法吗？使用钳子相比圈套器的安全性一样吗？

3. 确实性

CP是不使用通电的高频电波切除息肉，不能期待像热切除那样的烧灼效应。能不能从垂直方向及侧面都没有残留充分切除是CP最主要的问题。

（1）是否有残留？有没有复发？

对CP后随访观察，散见有研究报告残留及复发基本上没有，没有见到CP时其病变附近用墨点等做标记观察其发展过程的论文。真的是CP几乎将病变完全摘除了吗？

（2）能否采到经得起病理组织学检验的标本？

作者的经验来看，CSP摘除的标本很薄，只是通过吸引回收的取出的标本也多是卷曲的状态。全部的病变在这个卷曲的标本上为了肉眼能识别病变的类型、范围进行伸展固定的可能性有多大？有很大的疑问。

（3）5mm以下的息肉切除标本有回收的必要吗？

要是省去回收切除标本的工夫，确实能够缩短治疗时间，经济上也能抑制医疗费用。但是5mm以下的肿瘤性息肉摘除后可以不回收直接废弃吗？虽然数目很少，但是10mm、5mm以下也存在SM浸润癌。在诊断医生水平没有能普及到每个内镜医生的情况下，认为有必要回收标本。

总结

大肠腺瘤性息肉全部除去的话，能降低大肠癌的患病率和死亡率是众所周知的。但是，大肠腺瘤性息肉的全摘除是与大肠平坦、凹陷型癌的发现、诊断、摘除相并行的，是检查、治疗实施者的终极目标之一。但是，做到这些，需要：①使用很少的劳动力及医疗费；②安全、确实地摘除大肠息肉；③采取到可以进行病理评估的标本是有必要的。现在的CP现状：①基本上是清楚的，②③难以完全说明。只是，从接受治疗的方面来看，说"想要尽可能地摘掉肿瘤的萌芽"是人之常情。②③是在检查、治疗方面努力就有可能解决的问题。因此，作者主张"CP应该是一边努力解决②③的问题一边积极进行"。

参考文献

[1] 日本消化器病学会（编）. 大腸ポリープ診療ガイドライン2014. 南江堂, 2014

[2] Winawer SJ, Zaubar AG, Ho MN, et al. Prevention of colorectal cancer by colonoscopic polypectomy. The National Polyp Study Work-group. N Engl J Med 329：1977-1981, 1993

[3] Zauber AG, Winawer SJ, O'Brien MJ, et al. Colonoscopic polypectomy and long-term prevention of colorectal-cancer deaths. N Engl J Med 366：687-696, 2012

[4] Wilson A. Optical diagnosis of small colorectal polyps during colonoscopy：when to resect and discard? Best Pract Res Clin Gastroenterol 29：639-649, 2015

[5] Horiuchi A, Nakayama Y, Kajiyama M, et al. Removal of small colorectal polyps in anticoagulated patients：a prospective randomized comparison of cold snare and conventional polypectomy. Gastrointest Endosc 79：417-423, 2014

冷切除的意义与课题研究

我的想法——从慎重的立场

冈 志郎[1]　　田中 信治[2]

[1] 広島大学病院消化器·代謝内科　〒734–8551 広島市南区霞 1 丁目 2–3
E–mail: oka4683@hiroshima–u.ac.jp
[2] 同　内視鏡診療科

关键词　cold polypectomy　semiclean colon　大肠微小癌

冷切除的问题点

　　腺瘤–腺癌序列（adenoma–carcinoma sequence）[1]的观点是从日本息肉研究中心得到的[2]，将大肠里肿瘤性的病变全部摘除的状态称为干净结肠，报道称这抑制了大肠癌的发生，降低了死亡率。在这样的背景下，即使在日本也不使用高频电流进行冷切除，在5mm以下的微小肿瘤性息肉的切除法逐渐普及起来。

　　此方法的优点，因为不使用高频率电波凝固装置，操作简便，术后出血及由于过度凝固导致的穿孔的风险性降低[3]。只是，根据病变的直径、肉眼形态的不同，局部残留、术后持续癌变等的问题不能完全解决。还有，不能避免技术手法差导致不完全切除率高的问题[4]。与一直以来使用高频电波的热钳切除及热圈套切除相比，没有烧灼效应，局部残留的风险性高也是令人担忧的。即使局部产生残留，虽说有意见表明低度异型增生的病变没有问题，但实际上切除后的病理组织诊断出癌的案例也是有的（**图1**），也担心有可能对患者产生不利风险的病例。

　　以干净结肠为前提的冷切除的标准化，有必要从含有普通医生的多医疗机构数据中，明确安全性及关于局部残留、复发的情况，并进行长期的追踪随访。

半干净结肠概念

　　直径不足 5mm 的低度异型增生的腺瘤恶性肿瘤的发生概率极低，即使随访观察也没有急速增大及形态学发生变化，队列研究显示随访观察也是好的[5]。在日本消化病学会发行的《2014 大肠息肉诊疗指南》[6]，直径 5mm 以下的隆起型腺瘤，没有癌的表现的话允许随访观察。实际上，大肠肿瘤直径在 5mm 以下的病变大约占全体病变的 80%[7]。即使全部患者都是干净结肠，人力、时间、医疗经济等问题，在实际临床上也不能解决。

　　《2014大肠息肉诊疗指南》[6]中，对大肠腺瘤性息肉内镜下摘除后的内镜检测检查时间推荐在3年以内进行。这是以干净结肠为前提，日本息肉研究得出的结论是，不能担保设定检查间隔一律在3年后，就十分安全[8]。为了确认干净结肠后，局部残留复发病变及不同时多发病变，有必要定期地进行内镜检查。

　　因为这样的理由，作者们允许直径未满5mm的腺瘤性息肉的存在，也就是说半干净结肠的概

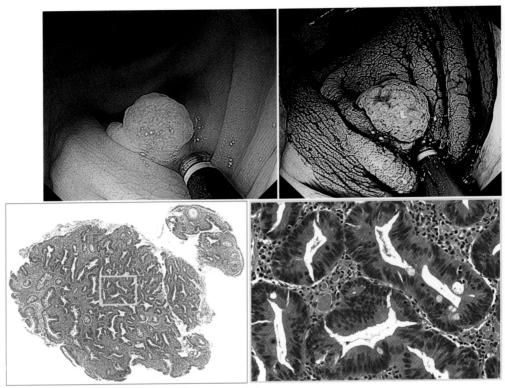

图1 1例热切除诊断为癌的盲肠微小息肉

a	b
c	d

a 常规观察下，阑尾开口附近直径约3mm大小的0- Is型息肉。
b 色素染色（靛胭脂染色）。
c 病理组织像（放大镜像）。
d c的黄色框的放大像，病理诊断为高分化腺癌，切缘的评价比较困难。3个月后进行肠镜复查，在相同部位没有局部病变残留。

念进行临床随访观察考虑是目前的临床现状[9]。实际上，临床上允许由于放大观察以光学诊断为前提的半干净结肠进行随访观察[10]。Maeda等[11]以干净结肠为对象进行讨论，观察腺管结构，论述半干净结肠的临床意义[10]。作者等的研究，半干净结肠化后的适应内镜治疗的病变发生的危险因子包括：男性，初次病变个数超过3次以上，初次治疗病变的组织类型明确是癌的，有必要根据初次治疗的病变制订随访观察策略。

对微小大肠癌的治疗

在微小病变关于癌的频率的报告很少，虽然正确的数值不明确，据多个医疗机构的讨论，在欧美国家 0.03%[12]，在日本是 0.2%～1.4%[7, 13]，

也是低的。直径在 5mm 以下的微小大肠肿瘤性病变，只在常规观察下腺瘤和癌的鉴别困难的情况比较多，根据色素观察或是放大观察对表面微细结构的观察是有用的[14]。术前诊断是癌或是怀疑癌的情况下，理所当然地从黏膜肌层直接切除的冷息肉切除是禁忌，原则上应该选择包含周围正常黏膜及黏膜下层的内镜黏膜切除术（endosco picmucosal resection，EMR）。还有，诊断癌的情况下，考虑有像黏膜下层浸润的可能的话必须要一次性摘除[14]。要是有蠕动及不必要的活检等使黏膜下层出现纤维化，即使局部注射、病变抬举不好、EMR 治疗困难的情况下，也可考虑应该按照情况选择内镜的黏膜下层剥离术（endoscopic submucosal dissection，ESD）。

总结

对于口服抗凝药物的高龄患者的冷切除法，简便及术后并发症发生率低，作为一个有用的切除法是没错的。只是，在现在还是需要在适应病变、局部残留等问题上构筑可靠的证据。直径在 5mm 以下的息肉全部摘除，在医疗经济学上产生不必要的成本，从现在来看，使用放大观察半干净结肠的追踪随访的内镜检查是现实的。至少对于直径 5mm 以下的大肠微小息肉的冷切除，应该一边考虑它的适应证一边慎重进行。

参考文献

[1] Vogelstein B, Fearon ER, Hamilton SR, et al. Genetic alterations during colorectal-tumor development. N Engl J Med 319: 525-532, 1988

[2] Zauber AG, Winawer SJ, O'Brien MJ, et al. Colonoscopic polypectomy and long-term prevention of colorectal-cancer deaths. N Engl J Med 366: 687-696, 2012

[3] Yamashina T, Fukuhara M, Maruo T, et al. Cold snare polypectomy reduced delayed postpolypectomy bleeding compared with conventional hot polypectomy: a propensity score-matching analysis. Endosc Int Open 5: E587-594, 2017

[4] Matsuura N, Takeuchi Y, Yamashina T, et al. Incomplete resection rate of cold snare polypectomy: a prospective single-arm observational study. Endoscopy 49: 251-257, 2017

[5] 尾上耕治，山田浩己，宮崎貴浩，他. 5mm 以下の大腸微小ポリープ自然史に関する前向き研究. 日消がん検診誌 46: 729-734, 2008

[6] 日本消化器病学会〔編〕. 大腸ポリープ診療ガイドライン 2014. 南江堂, 2014

[7] 河野弘志，鶴田修，辻雄一郎，他. どう扱うか，小さなポリープ―10mm 以下の大腸腫瘍性病変の取扱い. 早期大腸癌 4: 245-251, 2000

[8] Matsuda T, Fujii T, Sano Y, et al. Five-year incidence of advanced neoplasia after initial colonoscopy in Japan: a multicenter retrospective cohort study. Jpn J Clin Oncol 39: 435-442, 2009

[9] 岡志郎，田中信治，金子巌，他. Clean colon の概念から考えた内視鏡治療後のサーベイランス―サーベイランスはいつまで継続すべきか. 臨消内科 19: 473-479, 2004

[10] Ninomiya Y, Oka S, Tanaka S, et al. Clinical impact of surveillance colonoscopy using magnification without removal of diminutive polyp. Dig Endosc 2017〔Epub ahead of print〕

[11] Maeda Y, Kudo SE, Wakamura K, et al. The concept of 'Semi-clean colon' using the pit pattern classification system has the potential to be acceptable in combination with a <3-year surveillance colonoscopy. Oncol Lett 14: 2735-2742, 2017

[12] Denis B, Bottlaender J, Weiss AM, et al. Some diminutive colorectal polyps can be removed and discarded without pathological examination. Endoscopy 43: 81-86, 2011

[13] Matsuda T, Kawano H, Hisabe T, et al. Current status and future perspectives of endoscopic diagnosis and treatment of diminutive colorectal polyps. Dig Endosc 26: S104-108, 2014

[14] Oka S, Tanaka S, Nakadoi K, et al. Endoscopic features and management of diminutive colorectal submucosal invasive carcinoma. Dig Endosc 26: S78-83, 2014

主题　大肠小·微小病变冷切除的意义与课题研究

冷切除的意义与课题研究

我的想法——从慎重的立场

富永 直之[1]　　　绪方 伸一　　　森 大辅[2]
大谷 响[3]　　　佐藤 敏美[4]

[1] 佐賀県医療センター好生館消化器内科
　〒 840-8571 佐賀市嘉瀬町中原 400
　E-mail: tominaga-n@koseikan.jp
[2] 同　病理部
[3] 熊本中央病院健診センター
[4] 人吉医療センター病理診断センター

关键词　　大肠腺瘤　冷切除　治疗　残留　再发

介绍

在1992年报道了不适用高频电波烧灼进行CSP（cold snare polypectomy）的治疗。之后，安全地施行了超过1000例的大肠息肉手术，2012年的报告都没有迟发性出血[1]。作为大肠干净结肠的规划方法，它的简便性和安全性使得CSP在日本掀起了一片热潮。

问题点

迟发性和穿孔的危险性基本上没有很大的优势，另一方面，切缘不明了化和病变残留的频率与一直以来的方法相比显示了高的可能性。原因包括：①没有局部注射，结果只是平坦地切除病变，圈套器容易滑脱，切缘更容易靠近病变。②因为不进行通电，不能切除比黏膜肌层更深的地方，深部切缘也容易靠近病变。③切除下来的病灶与局部注射的病变不同，病变回收时容易蹦碎（吸引的压力和内镜吸引按钮的损伤），变成破碎的病理标本，难以进行病理学上的诊断。④通电的标本的切缘因为热变性导致白色变性的情况多见，CSP的切缘性状难以识别。以上的情况，虽说简便、安全，但是对病变充分的评估是一言难尽的问题。

实际上，即使有肠镜10年以上经验的内镜医生进行CSP，有报告显示病变切缘不明了、切缘阳性率是37.8%，不能评估的是3.7%，未回收的是1.3%[2]。CSP没有烧灼效应，不能期待微小病变因为热变性脱落，考虑是切缘不明了、阳性是复发的主要的原因。要是病变都是低度异型增生的腺瘤的话是没有问题的，即使是CSP认为的那样小的病变，不只是高度异型增生或是黏膜内癌，甚至存在极个别还向黏膜下层的浸润癌。CSP的对象是10mm以下的 Is、Isp、Ip型病变的为11%，不足5mm的为2%，在其中也有黏膜浸润癌的报道[3]。

还有，即使在日本息肉研究的结果，不进行EMR而进行息肉切除的2155处病变中，22处病变（1.0%）是黏膜内癌，2处病变（0.1%）是向黏膜下层的浸润癌[4]。从这样的结果中，即使使用专门的设备进行NBI放大等详细判断，不只是黏膜内癌还有黏膜浸润癌也进行了CSP治疗。

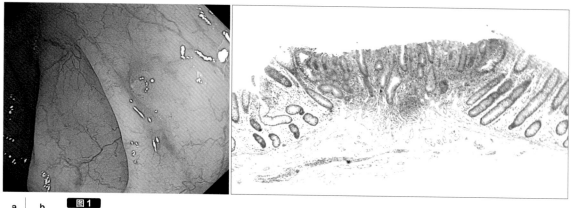

图1

a 在横结肠的直径 2mm 的小息肉，顶部有微小的凹陷，进行 EMR 治疗。

b 病理结果显示 adenocarcinoma（tub1）without adenoma，2mm，pM，ly0，v0，budding（–/G1），HM0，VM0。

病例

患者70岁，男性，肠癌术后随访行内镜检查，在横结肠有个小息肉（**图1a**），进行了EMR。虽然小病变选择CSP也是有可能的，病理结果显示黏膜内癌（**图1b**）。切缘阴性，达到治愈性切除。这是一例仅靠内镜推测病变整体的恶性程度是比较困难的病例。

讨论

目前在内镜治疗后，病理结果是癌，其切缘是阳性的病例，进行追加治疗是指南推荐的[5]，CSP 是黏膜肌层没有断裂的治疗方法，治愈后的瘢痕比 EMR 治愈术后的瘢痕判定困难。何况，为了达成干净结肠，重复多处进行 CSP 的情况下，即使能判定治疗后的瘢痕，或许也不清楚检查出癌的正确的定位。

如果在高的手术例数中心（high volume center），也有上述的问题的话，从简便性及安全性的角度来看，即使在市级医院都大量进行CSP的今天，也是要担心不久的将来黏膜下浸润癌的残留导致复发的问题。

总结

美国 NPS（national polyp study）[6] 研究显示，全体进行干净结肠后能抑制大肠癌的发生，降低死亡率，认为可以推荐 CSP。只是，在现在像上述那样的限定程度的实施是不妥当的。

参考文献

[1] Repici A，Hassan C，Vitetta E，et al. Safety of cold polypectomy for ＜10mm polyps at colonoscopy：a prospective multicenter study. Endoscopy 44：27–31，2012

[2] 堀田欣一，今井健一郎，吉田将雄，他. Cold snare polypectomy に内視鏡熟練度は必要か？ Intestine 20：451–456，2016

[3] Oka S，Tanaka S，Nakadoi K，et al. Endoscopic features and management of diminutive colorectal submucosal invasive carcinoma. Dig Endosc 26：78–83，2014

[4] 池松弘朗，松田尚久，佐野寧，他. 10mm 未満の小型ポリープに対するマネジメント―Japan Polyp Study データから. Intestine 20：457–462，2016

[5] 大腸癌研究会. 大腸癌治療ガイドライン医師用 2016 年度版. 金原出版，2016

[6] Winawer SJ，Zauber AG，Ho MN，et al. Prevention of colorectal cancer by colonoscopic polypectomy. The National Polyp Study Workgroup. N Engl J Med 329：1977–1981，1993

冷切除的意义与课题研究

我的想法——从病理医生的角度

二村 聪[1]　　　松坂 浩史[2]　　　木庭 郁朗[3]

川上 真寿弘[4]　山口 将太[5]　　北野 龟三郎[6]

[1] 福冈大学医学部病理学講座　〒 814-0180
　　福冈市城南区七隈 7 丁目 45-1
[2] 松坂内科クリニック
[3] 春水会山鹿中央病院消化器内科
[4] 長崎県对馬病院内科
[5] 長崎県上五島病院内科·消化器内科
[6] 北野クリニック

关键词　大肠息肉　冷切除　切缘　病理学诊断

介绍

　　临床医生发现，摘除的大肠小病变多数作为标本送到病理科，经过适当的处理，组织标本化。在那之后，病理诊断最困难的是，加了强烈的变质和挫减的镜检标本。人工地拖拉、压碎，由于热凝固后变质的病变组织也不能正确地评估。考虑到这些，从病理医生的角度，关于上述的课题试着陈述作者的见解。

冷切除标本的特征

　　在镜检方面作为优质的标本，指的是几乎没有变质、破碎等的标本。到多少年前为止，大多病变和切缘多少都有变质和破碎的标本（困扰病理医生的标本）。数毫米的小病变摘除的标本更加深刻（**图1a，b**）。

　　然而最近，事态发生了急速的变化。也就是说，变质和破碎的标本几乎没有了（就像是锐利的刀一瞬间切除下来似的）（**图1c，d**）。

　　当初，病理单上见惯了简单记录的CSP，因不能理解它的意思而不知所措。对临床医生说

"不通电进行病变部位的摘除容易镜检吧"还是有印象的。到现在为止，多少变质、破碎的镜检组织，下病理诊断半途而废，对病理医生来说像做梦一样。作为病理医生，容易观察的标本组织尤为重要。现在的标本确实和以前相比较容易看了。其结果是，低度异型增生和增生性结节的鉴别也能顺利观察了。

　　另一方面，新的不确定的因素也出现了，这就是切缘的组织学评估。

对切缘的组织病理学评估的担忧

　　到现在为止，对病理医生来说，伴随切除操作的组织的变质、破碎在镜检下一般向深部切缘探索的时候做标记。然而，这种新的技术基本上没有变质、破碎。虽然在视觉是得到了优质的组织学标本，同时切缘检索的标记没有了。因此，对"真的切缘"能否得到和以前同样精度的组织学评估产生不安。

　　不畏惧被误解，有无残留及是否完全摘除认为在实际治疗中，临床医生通过图像就可以判

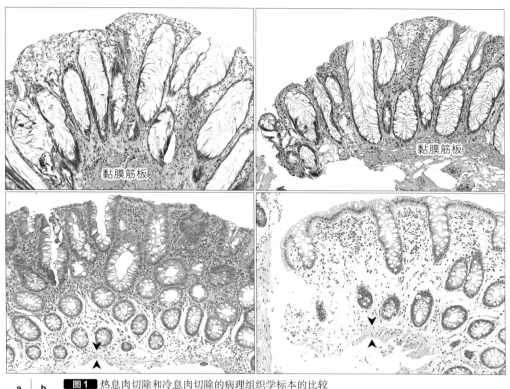

a	b
c	d

图1 热息肉切除和冷息肉切除的病理组织学标本的比较

热息肉切除的小息肉的病变部（**a**）和切缘（**b**），任何一个都伴有热凝固的变质。另一方面，冷切除的小息肉的病变部（**c**）和切缘（**d**）没有变质和破碎。再有，黏膜肌层（箭头）的采取量和热切除相比较标本量少。

断了。现在，作者对冷切除的标本的组织学评估还是心里没有底。作为病理医生，对摘除切缘切片的断端没有办法确认的话，要是同一部位的病变，则判断为"切缘阴性"。

从自身经验开始讨论

虽说大部分是主观判断，冷切除的标本从黏膜肌层取材比较少，感觉黏膜下的组织基本取不到。和黏膜肌层相关的检索在冷切除方面或许

是不恰当的。今后，认为这是应该进行讨论、克服的课题。

总结

冷切除标本的变质、破碎基本上没有，即认为是优质的标本，对镜检者来说难以判断其侧面，另一方面，或许对不能正确地评估切缘产生了不安。消除负面因素在实际临床上是重要的。以上，是作者通过自身的感受来叙述的。

冷切除的意义与课题研究

我的想法——从病理医生的角度

八尾 隆史[1]

[1] 順天堂大学大学院医学研究科人体病理病態学
〒 113–8421 東京都文京区本郷 2 丁目 1–1
E-mail: tyao@juntendo.ac.jp

关键词　　息肉冷切除　　息肉冷钳切除　　息肉热切除　　切缘
切除后丢弃

报道称由于大肠腺瘤的切除使得大肠癌的发生率降低[1]。认为积极地进行息肉切除的临床意义高。在欧美国家，癌变的危险性低，甚至可以随访观察小息肉，发现了就全部切除，作为切除的标本，不回收，不进行病理诊断，直接进行"Resect and Discard"（切除后丢弃），在预防大肠癌及检测的费用也有效地降低了[2, 3]。

一直以来的内镜下息肉切除，使用圈套器、活检钳的方法或是即使用高频电波凝固装置的EMR（endoscopic mucosal resection）、ESD（endoscopic submucosal dissection），迟发性出血及穿孔的危险性也比较小，特别是对于 1cm 以下的小病变，CSP/CFP 逐渐普及起来[4]，即使在作者所在医院也是积极采用 CSP/CFP 治疗，作者自身也是用 CSP 切除了 3 个大肠息肉。

CSP/CFP 是在短时间内能简便进行的，即使是多发息肉，要是小的话很容易全部切除，"切除后丢弃"的概念提出后医疗更方便。但是，即使是小息肉也有低频率癌或是高度异型增生的情况，"切除"之后不"丢弃"而进行病理组织学诊断的 CSP/CFP 比"切除后丢弃"更有优势。

切除之后的病变进行病理组织诊断，对病变的恶性程度进行评估，与一直以来使用高频电波凝固装置息肉切除（hot polypectomy/hot biopsy, HSP/HB）相同，但 HSP/HB 的时候因为电气热凝固的影响导致细胞的变性，组织学评估比较困难或是不能评估（**图1**）。另一方面，在 CSP/CFP 没有这样的热损伤，没有病理诊断障碍。HSP 时因为有电气热凝固导致的变性，切缘明显，CSP/CFP 的时候，因为没有电气凝固变性，其切缘不好确定，切缘的评估有些困难（**图2**）。只是，即使在 HSP 在病变基底部进行切除，除了有蒂、亚蒂以外，不能正确地评估，或是也有切缘阳性的。

在切除下来的病变根据切缘的评估对病变的性质进行诊断（恶性度的评估）是非常重要的，不进行病理学评估的"切除后丢弃"及经常不能诊断的 HSP 相比较，病理诊断没有障碍的 CSP/CFP 是更有效的手法。只是，即使是小的病变，虽然发生频率低，但是存在癌的情况，在日常实际的病理诊断上，CSP/CFP 切除的病变中也遇到过癌。

即使从病理学诊断的立场，综合地看 CSP/

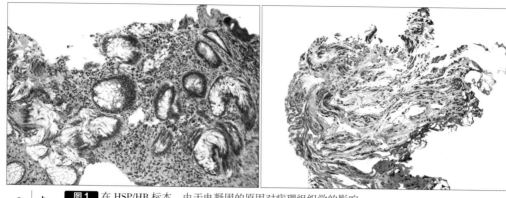

图1 在 HSP/HB 标本，由于电凝固的原因对病理组织学的影响

a 这个标本由于电凝固的影响虽然难以判断正常的异型程度，但是至少能判断不是恶性的。

b 这个受到电热凝固的影响大，不能进行病理组织诊断。

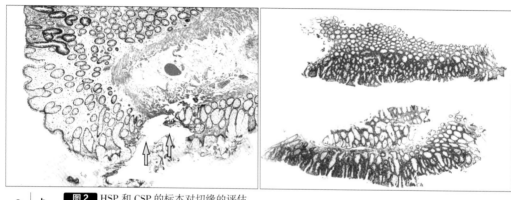

图2 HSP 和 CSP 的标本对切缘的评估

a HSP 标本由于电凝固变性可以判断切缘（箭头处）。

b CSP 标本没有受到电凝固影响不能判断切缘。

CFP是有用、有效的治疗手段。只是，在癌的时候病理学的各个因素（组织类型、深度、脉管浸润、成簇情况、切缘等）的评估是必需的，在CSP/CFP标本评价困难的时候，CSP/CFP应该是适应内镜诊断癌以外的病变。切除前，怀疑是癌的时候，有必要行EMR/ESD等的安全切除。换言之，CSP/CFP即使是小病变也限于精通内镜诊断的熟练者进行实施。

参考文献

[1] Zauber AG, Winawer SJ, O'Brien MJ, et al. Colonoscopic polypectomy and long-term prevention of colorectal-cancer deaths. N Engl J Med 23：687-696，2012

[2] Ignjatovic A, East JE, Suzuki N, et al. Optical diagnosis of small colorectal polyps at routine colonoscopy（Detect InSpect ChAracterise Resect and Discard；DISCARD trial）：A prospective cohort study. Lancet Oncol 10：1171-1178，2009

[3] Kessler WR, Imperiale TF, Klein RW, et al. A quantitative assessment of the risks and cost savings of forgoing histologic examination of diminutive polyps. Endoscopy 43：683-691，2011

[4] 浦岡俊夫，松田尚久. 小型大腸ポリープに対する Cold polypectomy. Gastroenterol Endosc 57：2370-2378，2015

早期胃癌研究会病例

和微小癌并存的管腔内生长的孤立性的
十二指肠 Peutz–Jeghers 型息肉 1 例

山崎 健路[1]　　山内 贵裕[2]　　九嶋 亮治[3]
岩田 仁[4]　　　仁田 丰生[5]　　河合 雅彦
国枝 克行　　　山下 晃司[1]　　市川 广直
佐竹 智行　　　中西 孝之　　　永野 淳二
安藤 畅洋　　　杉原 润一　　　荒木 宽司[6]
清水 雅仁

早期胃癌研究会症例（2016 年 4 月度）
[1] 岐阜県総合医療センター消化器内科
　〒 500–8717 岐阜市野一色 4 丁目 6–1
　E-mail: kenjiyamayama@yahoo.co.jp
[2] 山内ホスピタル内科
[3] 滋賀医科大学医学部臨床検査医学講座（附属病院病理診断科）
[4] 岐阜県総合医療センター病理診断科
[5] 岐阜県総合医療センター外科
[6] 岐阜大学大学院医学系研究科消化器病態学

概述●患者 50 多岁，男性，201X 年，在咽喉癌精查治疗的时候进行了上消化道内镜检查（EGD），在十二指肠的肛侧看到一个大约 30mm 的类圆形的凹陷性病变，凹陷内见多彩形状的黏膜隆起错综复杂。2 年后行消化道内镜检查，活检怀疑存在微小腺癌。从病变部有大量的出血，进行内镜下的止血。开腹后进行局部切除，诊断为和微小癌并存的管腔内生长的孤立性的十二指肠 Peutz-Jeghers 型息肉（PJP）。十二指肠的 PJP 多是呈现的有蒂、亚蒂样的隆起，在有蒂以外的病变中 PJP 的特征是表面为脑回状、绒毛状的结构，在 PJP 的鉴别上很重要。

关键词　Peutz–Jeghers 型息肉　错构瘤　管腔内生长　十二指肠癌

介绍

Peutz–Jeghers 型息肉（Peutz–Jeghers polyp, PJP）和 Peutz–Jeghers 综合征（Peutz–Jeghers syndrome, PJS）一样是黏膜肌层增生和上皮的增生形成的为特征的孤立性的隆起，是错构瘤的一种。在十二指肠的 PJP 通常多是有蒂、亚蒂的形态[1]。还有，PJS 众所周知是错构瘤–腺瘤–腺癌的序列发生变化[2]。这次作者报道的是向管腔内生长的，没有蒂的罕见的合并微小癌的十二指肠降部的 PJP 的病例。

病例

患　者：50 多岁，男性。

主　诉：黑便。

既往史：201X 年 5 月，因为咽喉癌行化学治疗（chemoradiotherapy, CRT）。201（X+2）年 5 月，咽喉癌 CRT 后复发，在外院行内镜治疗。

个人史：吸烟 20 支/d×35 年，饮酒史：啤酒 700ml/d×35 年。

家族史：没有特别。

现病史：在 201X 年 5 月，咽喉癌精查时行上消化道内镜检查（esophagogastroduodenoscopy,

EGD），在十二指肠乳头的肛侧发现病变。优先咽喉癌的治疗，十二指肠病变进行随访观察。在201（X+2）年3月随访时行EGD，4月行十二指肠X线造影检查。201（X+2）年7月，因为有黑便通过救护车送来作者所在医院。呈现出血性休克状态，怀疑上消化道出血，进行急诊内镜检查。发现从十二指肠病变的地方涌出鲜血，使用钛夹进行内镜下止血。输血改善全身状态，为了精查入院。

入院查体： 血压84/50mmHg（1mmHg=133.322Pa），脉搏120次/min，胸部未见异常听诊音，腹软，不能触及肿瘤，没有压痛。颈部、腋窝及腹股沟淋巴结未及，没有皮肤色素沉着。

入院时血液学检查（表1）： Hb 5.8g/L显著的贫血。还有低蛋白血症和BUN/Cr比上升，r-GTP升高。

第一次EGD所见（201X年5月，图1）： 十二指肠乳头肛侧直径30mm大小伴有边缘隆起的凹陷型病变（**图1a**）。凹陷的边缘光滑，凹陷内可见错综复杂的多彩形状的黏膜隆起。靛胭脂喷洒染色后，黏膜隆起的表面和周围一样显示出绒毛状结构。

活检所见： 活检可见伴有再生隐窝的十二指肠黏膜。没有怀疑是肿瘤性病变。

表1	来院时的检查结果
WBC	8，200/μl
RBC	147×10⁴/μl
Hb	5.8g/dl
Ht	16.9%
Plt	230×10³/μl
CRP	0.23mg/dl
TP	5.4g/dl
Alb	3.4g/dl
BUN	86mg/dl
Cr	1.25mg/dl
T-Bil	0.73mg/dl
AST	25 IU/L
ALT	6 IU/L
LDH	176 IU/L
ALP	98 IU/L
γ-GTP	94 IU/L
Na	137mEq/L
K	5.4mEq/L
Cl	105mEq/L

2年后的EGD所见［201（X+2）年3月，图2］： 和201X年5月的内镜像比较，凹陷内的黏膜隆起轻度增大，呈现脑回状（**图2a**）。病变的肛侧有3mm程度发红的凹陷（**图2b**，黄箭

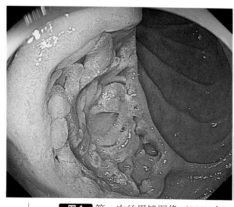 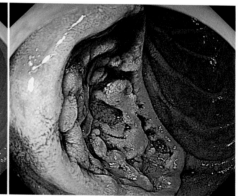

a | b　**图1** 第一次的胃镜图像（201X 年 5 月）
a 白光下的普通影像，在十二指肠乳头肛门侧，见到 30mm 大的凹陷型病变。凹陷内可见错综复杂的多彩形状的黏膜隆起。
b 靛胭脂喷洒染色后，黏膜隆起的表面和周围显示出同样的结构。凹陷内也有绒毛，没有萎缩及溃疡性的病变。

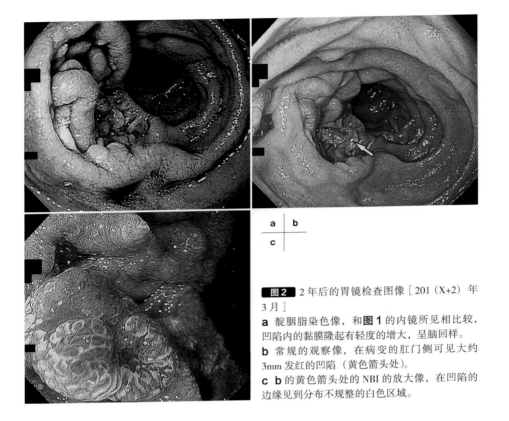

a	b
c	

图2 2年后的胃镜检查图像［201（X+2）年3月］

a 靛胭脂染色像，和**图1**的内镜所见相比较，凹陷内的黏膜隆起有轻度的增大，呈脑回样。

b 常规的观察像，在病变的肛门侧可见大约3mm发红的凹陷（黄色箭头处）。

c b的黄色箭头处的NBI的放大像，在凹陷的边缘见到分布不规整的白色区域。

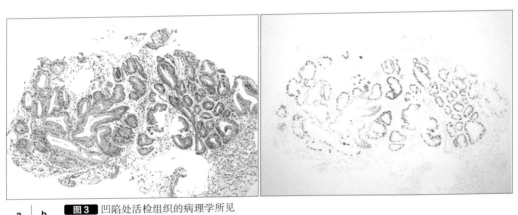

a	b

图3 凹陷处活检组织的病理学所见

a 不规整的密集增殖的管状腺管（HE染色，×100）。

b p53的免疫染色像，发现p53蛋白过表达。

头）。NBI放大内镜观察，凹陷部的凹陷边缘分布不规整，区域呈现白色调（**图2c**）。

活检所见： 在凹陷部的活检组织的检查，显示p53蛋白的过表达，认为有不规则的管状腺瘤密集增殖（**图3**）。从以上所见，怀疑是癌。

入院时的EGD所见［201（X+2）年7月，出血时，图4］：图2所示的微小凹陷的区域附近出现喷涌性出血（**图4**）。使用钛夹行内镜下止血，血止住了（**图4b**）。

下消化道内镜检查： 没有特别的。

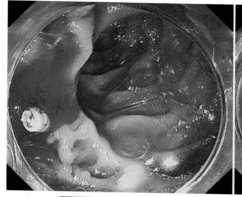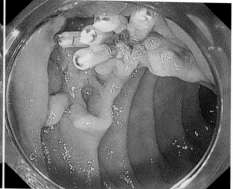

a | b　**图4** 入院时的胃镜像［201（X+2）年 7 月，出血时］
　　a 病变部的肛门侧，微小凹陷的区域附近看到喷涌的出血灶。
　　b 使用钛夹行内镜下止血。

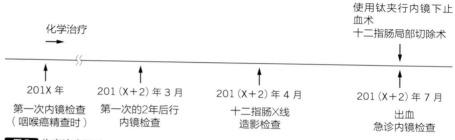

图5 临床诊疗经过

入院后经过：使用钛夹内镜下止血后，进行输血后全身状态平稳了。病变内部微小凹陷区域的活检怀疑是癌。呈现出血性休克，201（X+2）年7月，在作者所在医院外科行经口内镜辅助下开腹型十二指肠局部切除。

以上临床经过如**图5**所示。

切除标本的肉眼观（图6）：病变尺寸是30mm×28mm。止血术时使用的钛夹脱落，同部位形成瘢痕化（**图6**，黄圈处）。凹陷内部的隆起型黏膜呈凹凸不平、错综复杂的形态，呈脑回状（**图6b**）。新鲜标本切除的肉眼观（靛胭脂染色）标记了切除的线，新鲜切除的标本和进行止血前的内镜像相对应的部位进行了对比（**图6c**）。

切除标本的病理学所见：图7a是**图6c**显示的细切片的放大像。十二指肠组织伴有幅度狭窄的黏膜下组织向腔内突出，同时黏膜组织向黏膜下组织翻转，内镜图像肉眼所见的脑回状反映了这些不规则的存在（**图7a，b**）。虽然突出、腔内生长的黏膜组织在周围不明显，从黏膜肌层开始的平滑肌束的顶上呈树枝状增生，部分黏膜组织呈区域划分状（**图7c**）。这里的十二指肠黏膜上皮可见隐窝侧不规则的分支，伴有绒毛的增生性变化、锯齿状变化的组织结构混乱（**图7b**），病变和周围的十二指肠黏膜的界限在病理组织学上不明显，未发现形成异质上皮。

免疫组化染色所见：在免疫组化上Ki-67阳性细胞构成的增殖带没有混乱，杯状细胞和吸收上皮分别用MUC2和CD10进行染色（**图8**）。胃的标记物MUC5AC和MUC6是阴性的，没有构成细胞的形质的变化。

从以上所见，病理组织学诊断为错构瘤。和实施钛夹内镜下止血的部位一致，黏膜内出现p53蛋白的过剩，Ki-67阳性细胞呈不规则的分布。密集增殖的不规则的管状腺管，显示和术前活检（**图3**）一样的情况（**图6**的切片6，橙

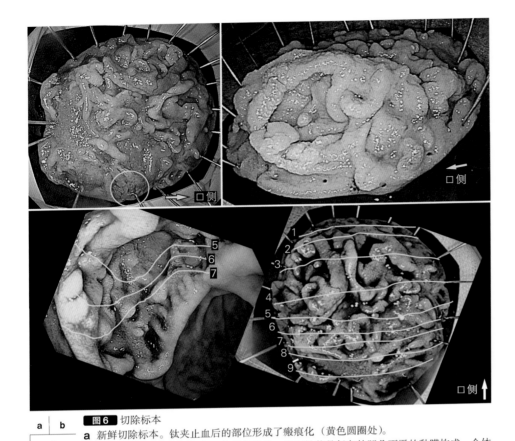

a | **b**
c

图6 切除标本
a 新鲜切除标本。钛夹止血后的部位形成了瘢痕化（黄色圆圈处）。
b 固定标本，从病变口侧斜上方的俯瞰像。表面性状是复杂的凹凸不平的黏膜构成，全体呈脑回状。
c 内镜图像（止血处理前）（左）和新鲜切除的标本（靛胭脂染色像）（右）对比。黄线：病理标本切除线。橙色线：术前的内镜、活检指出的腺癌的区域。紫色线：术前内镜没有指出的腺癌的区域。

色线的地方）。诊断为黏膜内癌（**图9**）。虽然同部位和止血处理前内镜所见呈现轻度凹陷的地方一致，因为使用钛夹进行止血处理的影响，切除标本的凹陷部位不明确了。再有，内镜下观察不到的病变口侧的凹陷的边缘（**图6c**的切片1，紫线处）也怀疑是黏膜内癌。

家族史没有特别的记载，皮肤也没见到色素沉着。虽然进行下上消化道的内镜检查，怀疑错构瘤的食管、胃、大肠都没有，否认是PJS。

以上的病理学所见，从临床所见到十二指肠的发生，诊断为伴有黏膜内微小癌管腔内生长的孤立性PJP。

讨论

错构瘤不是真的新生物，而是器官内正常组织的错误组合与排列呈现肿瘤状的意思[3]。消化系统发生的错构瘤多种多样，代表性的是以PJS、黏膜、皮肤色素沉着，在胃、小肠、大肠形成息肉为特征，染色体显性遗传。还有消化道单发的，没有色素沉着和遗传性的时候称为孤立性PJP。PJP虽然大多是大肠单发的，在十二指肠也是单发，降部也好发[2]。形状都是有蒂的，表面呈绒毛状、脑回状、分叶状[4]。金等[1]报道了伴有出血症状的广基形态的十二指肠孤立性

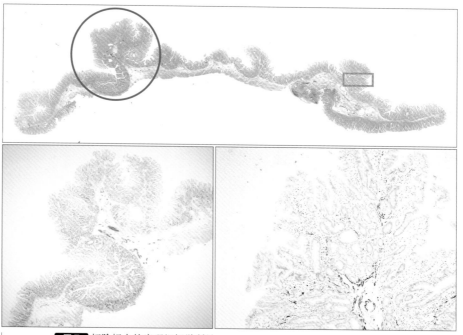

a	
b	**c**

图7 切除标本的病理组织学所见

a 图 6c 中切片 6 的病理像，橙色方框是腺癌部分。

b 病变部黏膜（**a** 图中绿色圆圈部的 HE 染色像，×100）。可见十二指肠黏膜组织向腔内侧突出，和黏膜下组织向内侧翻转。黏膜上皮组织结构混乱。没有怀疑肿瘤性病变的异型增生。

c a 的绿框部上 desmin 染色像（×200）。在黏膜肌层上平滑肌束的抬举和树枝状增生。

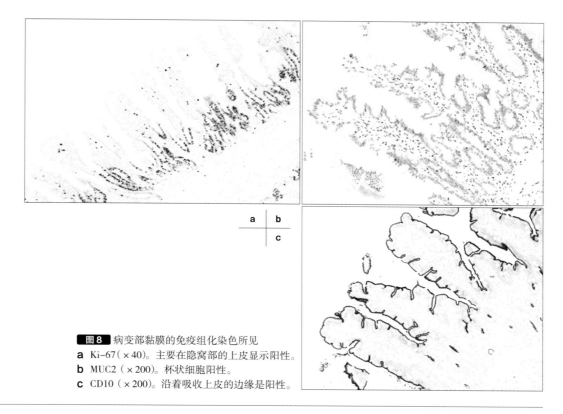

a	b
	c

图8 病变部黏膜的免疫组化染色所见

a Ki-67（×40）。主要在隐窝部的上皮显示阳性。

b MUC2（×200）。杯状细胞阳性。

c CD10（×200）。沿着吸收上皮的边缘是阳性。

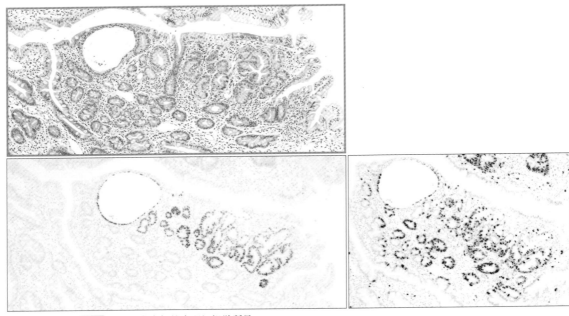

a	
b	c

图9 切除标本癌部的病理组织学所见

a 图7a 的橙色框的放大像（HE 染色，×200）。密集增生的不规则的管状腺管，诊断为管状腺癌。
b 同部位的 p53 的免疫染色像（×200）。p53 蛋白过表达。
c 同部位 Ki-67 免疫染色像（×200）。Ki-67 阳性细胞呈不规则性分布。

PJP。呈现广基形态主要是由于黏膜的树枝状增生较轻。本病例，没有呈现以往报道的有蒂、亚蒂的形态，向腔内呈乳头状增生，形成管腔内生长，呈现少有的状态。以十二指肠，PJP，错构瘤为关键词，从 1983—2016 年的医学中央杂志检索，没有向这个腔内发育的十二指肠 PJP 的报道。呈现腔内生长的原因不明确，考虑是否有什么原因导致组织脆弱化，在某处发生组织增生，呈现特征性的组织形态。

从内镜所见，当初鉴别了伴有反复炎症、伴有增生的病变，并与布氏腺由来的肿瘤、淋巴肿瘤相鉴别，PJP 不能作为鉴别诊断。病变内钛夹止血以外的部位没有黏膜下层的纤维化，认为过去没有反复炎症。也可能是十二指肠憩室内产生的病变，相同部位存在黏膜肌层，因此怀疑憩室的看法也不被认可。病变内的隆起呈现的是复杂的形态，全体表面性状呈现脑回状，应该和 PJP 相鉴别。

病理组织学上，应和锯齿状病变相鉴别。

十二指肠的锯齿状的报告[5, 6]像大肠的 SSA/P（sessile serrated adenoma/ polyp）那样，多是呈现胃的特征[6]。在本病例，病变部黏膜发现肠的特征，没有发现胃的特征，也没有像大肠的 SSA/P 那样 Ki-67 阳性细胞混乱的增殖带[7]，所以否定是锯齿状病变。再有内镜观察癌的标本因为量不足，没有进行免疫染色，HE 染色上，没有显示胃的特征，内镜没有观察到的癌呈现出 CD10 阳性，MUC2 阳性，和病变部的黏膜一样发现肠的特征。

在错构瘤的内镜诊断的时候，虽然在大肠病变放大观察混有增生性 II 型 pit 的辅助诊断是有用的，但是在十二指肠黏膜面覆盖有绒毛，pit 构造的观察是没有用的[8]。本病例的特征是合并两处微小腺癌。一处是术前诊断的部位，只是看到一点点发红的微小凹陷和凹陷边缘呈现白色化不规则的绒毛状，怀疑腺瘤或是腺癌进行活检；还有一处是术前没有诊断的地方，在病变的口侧，内镜没有在相同部位进行观察，没有术前诊断。

在腺瘤、黏膜内癌，病变的白色化有很高的概率，作为特征已被报道[9]。白色化来自吸收上皮细胞内的存在的脂肪粒，推测肿瘤化乳糜颗粒的合成、分泌过剩是主要原因。稻土等[10]指出淋巴液的停滞可能也与白色化有关。Yoshimura 等[11]称十二指肠上皮肿瘤的上皮白色化为乳白色黏膜（milk-white mucosa），关于其分布及异型度进行了论述。分为整体型白色化和边缘型白色化，边缘型的高度异型和黏膜内癌报告多，有统计学意义。即使这次的病例从术前诊断的微小凹陷区域到腺癌部位的凹陷边缘上皮呈现白色化，认为是 Yoshimura 等的分类中的边缘型。诊断十二指肠病变的时候，应该注意上皮的

临床概评　　竹内 学　長岡赤十字病院消化器内科

本病例的病理学诊断是错构瘤的一种 Peutz-Jeghers 型息肉，它的一部分和癌并存。虽然认识到癌很重要，像作者们叙述的那样，通常的 PJP 肉眼观呈现的是有蒂或是亚蒂，本病例是凹陷型，在它的凹陷内和周围同样的绒毛状黏膜形成脑回状而且伴有绒毛状结构的轻度隆起，和以前的报道不同，这是非常有特征性的点。在病理组织学上，凹陷内隆起部显示黏膜上皮向上方的乳头状增生，也伴有黏膜肌层的树枝状增生。还有，凹陷部的黏膜肌层向下方内部翻转，伴随着黏膜上皮向内部翻转增殖，这个病理学所见反映了特征性的内镜像。为何表现为内部翻转增殖，作者们考虑是什么影响了肌层等使其脆弱化，有可能导致了这个部位的组织增生，原因不明了。要是黏膜肌层向内部翻转的话，形成像通常的 PJP 那样的隆起型病变，虽然呈现出有蒂或是亚蒂的形态的原因不明了，但是像本病例这样，即使是凹陷型病变，边界不明显，其内部构造同周围黏膜呈现同样的绒毛结构，相同颜色到白色变，应该考虑与 PJP 相鉴别。

临床概评　　江崎 干宏　九州大学大学院医学研究院病態機能内科学

显示奇怪形态的 1 例十二指肠错构瘤。本病例虽然一部分含有黏膜内癌，基本上表面性状显示的是和周围黏膜相同的绒毛样结构，是比较容易排除上皮性肿瘤的。另一方面，腔内生长的肿瘤表现为黏膜下肿瘤样抬举，还有病变内部发红及白色混合存在，大小的圆形伴有非常多样的脑回状多发隆起，首先必须与恶性淋巴瘤相鉴别。只是，本病例，黏膜下有肿瘤性的隆起，虽然乍一看有隆起的边缘，但是作为病变部的肿瘤没有看到其厚度。还有像滤泡性淋巴瘤、套细胞淋巴瘤、免疫增殖性小肠疾病（immunoproliferative small intestinal disease,

IPSID）形成多发性隆起，反映了向上皮内的淋巴瘤细胞的浸润，多可见绒毛的肿大及异常的小血管。因此，一边推测和图像所见相称的组织结构，一边观察各自的不同，在本病例，考虑要同恶性淋巴瘤相鉴别。只是，错构瘤几乎呈现的都是有蒂或是亚蒂的形态，本病例呈现的是特殊类型的 1 例错构瘤，Peutz-Jeghers 型息肉（Peutz-Jeghers polyp, PJP）。从图像所见，正确诊断是比较困难的，在十二指肠看到像这样发育形态的 PJP 是非常宝贵的病例。

白色化。在本病例，因为出血需要钛夹止血，在切除的标本上，钛夹的部位出现了瘢痕化，没有指出切除标本上的小凹陷处，不能和提示的小凹陷部位进行对比。

作为十二指肠癌的发生途径，考虑有de-novo癌、十二指肠腺瘤的癌变，布氏腺的癌变，异味胃黏膜的癌变，异位胰腺的癌变等[12]。本病例的背景未被怀疑是腺瘤，不是任何一个组织发生途径。PJS是错构瘤－腺瘤－腺癌序列合并癌[2]。即使孤立性PJP也有和癌并存的报告[13-15]。本病例，不符合PJS，虽然没有进行遗传因子的检索，诊断为和黏膜内癌并存的管腔内生长的呈现非常混乱形态的孤立性的PJP。

总结

报告了和微小合并的管腔内发育的十二指肠JPJ的1例病例。没有呈现有蒂、亚蒂，也应该注意存在管腔内生长的PJP。

参考文献

[1] 金玹志，西条宽平，瀬尾充，他．消化管出血を契機に発見された広基性十二指腸孤在性Peutz-Jeghers型ポリープの1例．Gastroenterol Endosc 51：1431-1436, 2009

[2] 渡辺英伸，梨本篤，石原法子．病理からみた消化管の悪性病変と皮膚病変．胃と腸 18：465-473, 1983

[3] 小池盛雄．過誤腫，分離腫．「胃と腸」編集委員会〔編〕．胃と腸用語事典．医学書院，pp 246, 2002

[4] 杉本勝俊，篠原靖，片山利生，他．内視鏡的に切除した十二指腸P-J型ポリープの1例．日消誌 102：1039-1044, 2005

[5] Rosty C, Campbell C, Clendenning M, et al. Do serrated neoplasms of the small intestine represent a distinct entity? Pathological findings and molecular alterations in a series of 13 cases. Histopathology 66：333-342, 2015

[6] Rosty C, Buchanan DD, Walters RJ, et al. Hyperplastic polyp of the duodenum: a report of 9 cases with immunohistochemical and molecular findings. Hum Pathol 42：1953-1959, 2011

[7] 八尾隆史．大腸鋸歯状病変．胃と腸 51：1084-1090, 2016

[8] 小林広幸，川崎啓祐，蔵原晃一，他．十二指腸腫瘍との鑑別が必要な非腫瘍性病変．胃と腸 46：1657-1667, 2011

[9] 田中三千雄，薄田勝男，大倉康男，他．十二指腸における隆起性病変の拡大観察とその診断学的意義．胃と腸 38：1709-1720, 2003

[10] 稲土修嗣，前田宜延．十二指腸上皮性腫瘍の臨床診断と治療―腺腫・癌．胃と腸 46：1604-1617, 2011

[11] Yoshimura N, Goda K, Tajiri H, et al. Endoscopic feature of nonampullary duodenal tumors with narrow-band imaging. Hepatogastroenterology 57：462-467, 2010

[12] 遠藤昌樹，松本主之，菅井有．十二指腸腫瘍の診断と治療．Gastroenterol Endosc 56：3763-3774, 2014

[13] Ichiyoshi Y, Yao T, Nagasaki S, et al. Solitary Peutz-Jeghers

---

病理评述 | 伴 慎一 獨協医科大学越谷病院病理诊断科

本例为十二指肠病变，最终诊断为Peutz-Jeghers型的错构瘤性息肉（Peutz-Jeghers polyp，PJP）是比较妥当的，没有表现为PJP常见的有蒂型病变而是广基型的病变，是PJP非常非典型的病例。因此，在哪些方面在病理学上捕捉到PJP的诊断需要再次确认。

从本病例的肉眼观，呈现错综复杂的脑回样结构，非常有特点。是比较大的局限性的病变，含有肿瘤性病变的可能性，一看像预想的一样黏膜组织呈现显著的病理学变化。另一方面，从组织标本来看，黏膜上皮的异型和黏膜组织的构造没有显著的变化。黏膜下的组织也没有特别显著的变化，是本病例乍一看的最大特点。总的来说，和正常组织相近的构成因素，这个正常组织和肉眼观相背离。从这点来看，本病例考虑为错构瘤（错构瘤指在病理总论里，和正常组织成分相同的成熟组织，伴有各种各样成分不同程度的配合，伴有组织结构紊乱过度增生呈现肿瘤样的病变）。在这个基础上，虽然看到显著的脑回样结构，我们理解的PJP形态模式是伴有区分化的黏膜肌层的平滑肌束的黏膜组织向腔内突出或是黏膜下组织向内侧翻转。从病理诊断的立场来看，肉眼所见（当然包括内镜所见）和组织所见的基础上，考虑此病变的特征、本质是1例重要的需要重新认识的病例。

type polyp of the duodenum containing a focus of adenocarcinoma. Ital J Gastroenterol 28: 95-97, 1996

[14] Suzuki S, Hirasaki S, Ikeda F, et al. Three cases of Solitary Peutz-Jeghers-type hamartomatous polyp in the duodenum. World J Gastroenterol 14: 944-947, 2008

[15] Jamaludin AZ, Telisinghe PU, Yapp SK, et al. Solitary duodenal hamartomatous polyp with malignant transformation: report of a case. Surg Today 39: 527-532, 2009

Summary

An Inverted Growing Peutz-Jeghers type Polyp on the Duodenum with a Micro-intramucosal Adenocarcinoma, Report of a Case

Kenji Yamazaki[1], Takahiro Yamauchi[2], Ryoji Kushima[3], Hitoshi Iwata[4], Toyoo Nitta[5], Masahiko Kawai, Katsuyuki Kunieda, Koji Yamashita1), Hironao Ichikawa, Tomoyuki Satake, Takayuki Nakanishi, Junji Nagano, Nobuhiro Ando, Junichi Sugihara, Hiroshi Araki[6], Masahito Shimizu

A man in his 50s was referred to our department for further investigation of pharyngeal cancer. EGD (Esophagogastroduodenoscopy) revealed a depressed lesion on the anal side of the duodenal papilla, with an approximate diameter of 30mm and including a complicated, convoluted mucosal lesion. Two years later, EGD revealed a growing mucosal lesion with a small reddish depressed region within the lesion. A biopsy of this region suggested adenocarcinoma. Three months later, massive bleeding occurred in this lesion, and hemostasis was achieved using a clip via endoscopy. Localized endoscopy-assisted resection of the duodenal lesion was performed. Pathological investigation of the resected tissue revealed an inverted growing PJP (Peutz-Jeghers type polyp) with two micro-intramucosal adenocarcinomas. PJP often has a stalk in the lesion on morphological examination. Our case indicates that PJP should be suspected when a convolute or villous surface pattern is noted, even if the lesion does not have a stalk.

[1] Department of Gastroenterology, Gifu Prefectural General Medical Center, Gifu, Japan
[2] Department of Internal Medicine, Yamauchi Hospital, Gifu, Japan
[3] Department of Clinical Laboratory Medicine and Diagnostic Pathology, Shiga University of Medical Science, Shiga, Japan
[4] Department of Diagnostic Pathology, Gifu Prefectural General Medical Center, Gifu, Japan
[5] Department of Surgery, Gifu Prefectural General Medical Center, Gifu, Japan
[6] Department of Gastroenterology, Gifu University School of Medicine, Gifu, Japan

2017 年 4 月例会的病例汇总

大宫 直木[1]　　　赤松 泰次[2]

[1] 藤田保健衛生大学消化管内科
[2] 長野県立信州医療センター内視鏡センター

　　2017年4月份的早期胃癌研讨会是4月26日在笹川纪念会馆2F的国际会议场召开。主席是大宫直木（藤田保健卫生大学消化管内科）、赤松泰次（长野县立须坂病院内镜中心），病理由新井富生（东京都健康长寿医疗中心病理诊断科）担任。还有，图像诊断教育演讲者是九嶋亮治〔滋贺医科大学医学部临床检查医学讲座（病理诊断科）〕对"临床医生应该知道的病理，其2胃的未分化型癌"为主题进行研讨。

　　〔第1例〕　患者70岁，女性，乙状结肠的黏液癌（病例提供者：仙台厚生病院消化器内科　田中一平）

　　没有主诉和既往病史，因为大便隐血阳性而行大肠镜检查。内镜医生是野村（札幌大通内镜

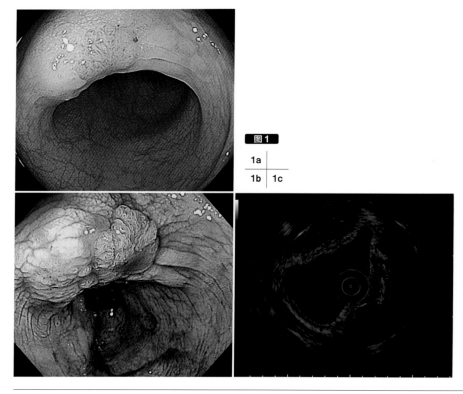

图 1

1a	
1b	1c

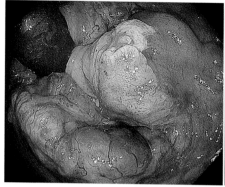
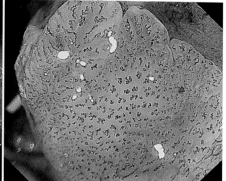

图2

2a | 2b

诊所）。肠镜（白光）下，乙状结肠见大约1cm的发红的隆起型及伴有其周围黏膜下3cm程度的硬度的隆起，怀疑是1型进展期癌，但是没有典型的形态，隆起的表面性状也不是不规整，因此诊断为黏液癌。

NBI像，血管构造是肿瘤性的，全部的口径不相同，也不规整，JNET分类主要是Type 2A型，一部分是Type 2B型，表面的构造观察也是成熟的腺瘤形态。冈（广岛大学医院消化·代谢内科）称血管构造及表面构造都为JNET分类的Type 2B型，成熟癌的话呈现黏膜下肿瘤的形态诊断为进行性癌。田中（广岛大学医院内镜诊疗科）表示在成熟癌仍保有表面构造，诊断为深部的黏液癌。在色素内镜下观察，野村从调节空气量的角度观察形态的变化，判定黏膜下的隆起的成分是软的（图1b），在色素放大内镜下观察，读片考虑Ⅵ型有高度的不规整，在黏膜下深部分化型低黏液癌或形成了黏液栓。超声内镜下，表面隆起部是低回声，在它的黏膜下层到浆膜下层是无回声区，浸润到形成黏液湖的浆膜下层，野村诊断为进行性癌（图1c）。病理组织学诊断为tub1，是在腹腔镜下型乙状结肠切除术后的。

病理诊断是远藤（仙台厚生病院临床检查中心，病理·临床检查科）担任的。表面是高分化型的管状腺瘤，一部分呈绒毛状，深部有多个黏液湖，认为多是D2-40阳性的淋巴管，推测表面的癌是通过侵袭淋巴管形成黏液癌。浸润深度达浆膜下层，诊断淋巴管受侵，脉管阳性。

菅井（岩手医科大学医学部病理诊断学讲座）认为D2-40阳性部分不能明确地认为是内皮，诊断为没有淋巴管侵袭的常规的黏液癌。渡

边（PCL JAPAN病理·细胞诊断中心）诊断为在大肠肿瘤上皮产生了大量的MUC2，排出差，形成了黏液癌。

［第2例］　患者70岁，男性，肛门管癌（病例提供者：久留米大学医学部消化病中心　永田务）

主诉是便秘，既往史：急性甲型肝炎。为了详细查便秘行大肠镜检查。读片者由平川（福冈红十字医院消化科）和森山（九州大学大学院医学研究院病态机能内科学）担任。平川认为在肛管内近内痔痔核近侧近似扁平隆起型病变，乳头状怀疑表皮上皮癌（图2a）。NBI放大内镜（图2b）及碘染色观察，认为可见襻样血管，在食管癌相当于B1血管，碘染色下不着色，诊断为黏膜内扁平上皮癌。森山也认为是在齿状线近侧的边界明确的扁平隆起型病变，虽然表面结构消失了，但是没有形成糜烂、溃疡，看起来对内痔痔核有影响，没有显示明确的深部浸润，诊断为黏膜水平的扁平上皮癌。大小约10mm，肉眼型是0-Ⅱa型，不合并溃疡，深度诊断为原位腺癌，实施ESD术。

病理由秋叶（久留米大学医院病理部）担任。肛门管的原位扁平上皮癌，虽然是存在直肠的腺管上皮覆盖样的病变，但是没有异型的深部腺管。扁平上皮癌向深部延长到上皮内为止了，在间质有靠近表层的扩张的血管。关于HPV（human papillomavirus）感染，在HPV的免疫染色中没有呈现强阳性，使用替代标记物p16免疫染色，细胞质弥漫性的阳性，一部分细胞核也是阳性。Ki-67染色：肿瘤整体是阳性，p53阴性，不能否认HPV感染。

（大宫）

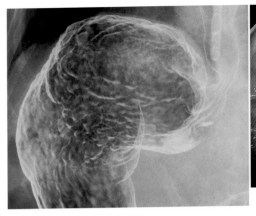
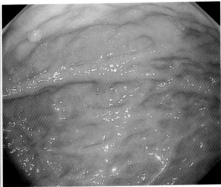

图3

3a | 3b

[第3例] 患者60岁，女性，乳腺癌胃转移呈现4型胃癌样（病例提供：福冈红十字医院消化科 工藤哲司）

因为贫血经附近医生介绍来进行精查。读片担当是安保（小樽掖济会病院消化内科）。X线造影显示从胃体上部到胃穹隆部的大弯侧的前后壁为中心，可见伸展不良和错乱的皱襞，还有部分是小的凹陷型病变，诊断为4型胃癌（**图3a**）。长滨（千叶德洲会医院消化内科内镜中心）也同样说是比较早期的4型胃癌（latent linitis plastica）。在常规的内镜像下，背景胃黏膜没有看到萎缩，胃上部为中心见到比较轻的伸展不良，再有指出考虑是原发病变的小凹陷性病变，和X线造影一样，诊断为4型胃癌（**图3b**）。还有，认为散在发红的部位可能是癌组织的浸润。长滨认为，可见部分4型胃癌的特征性的比利时松饼样的改变，诊断是一样的。安保指出原发灶与常规4型胃癌的原发灶相比较浅。关于原发性病灶的部位，长南（仙台后生医院消化内镜中心），齐藤（市立旭川医院消化医学中心）及长滨有异议，三个人意见不一致。

在NBI放大内镜观察下，安保提出的图像可见癌组织的逆行浸润。

病理的解说是西山（福冈红十字医院检查部）。胃的活检组织标本显示为上皮下的印戒细胞样的低分化腺癌。根据病例提供者说明改病历的经过，以精查贫血为目的最初行骨髓活检认为是低分化腺癌，为了查找原发病灶，进行消化系统的检查，提示胃的病变。再加上，当初怀疑4型胃癌骨转移，认为多中心性的伸展不良，没有看到明显的原发灶，考虑转移性胃癌的可能，

接着进行全身的检查，发现了本人没有觉察的进行性的小叶性乳腺癌。西山认为，各种各样的癌细胞的形态是相似的，从免疫组织学的染色结果来看，诊断为乳腺癌的胃转移和骨转移。最后，长滨指出4型胃癌的原发灶不像本例这样浅凹陷，通常是深的0-Ⅱc型的凹陷型病变，没有指出这点，也是在读片时要反省的。

[第4例] 患者60岁，男性，低度异型增生完全肠分化型胃腺癌（病例提供：京都桂医院消化内科 荒木理）

在4年前因早期胃癌行ESD，以术后随访为目的行上消化道内镜检查，指出有异常，为了进行精查经介绍而来。有Hp杀菌史。读片由丸山（藤枝市立综合医院消化内科）担任。在常规内镜下，看到胃体下部大弯侧区域性的略微凹陷的发红的病变，发生在杀菌治疗后，异时性多发胃癌（0-Ⅱc型）的可能性大，也就是说和"地图状发红"的鉴别是困难的（**图4a**）。

在NBI的放大内镜下，丸山指出腺窝边缘的上皮的大小不同和血管走行异常，诊断为分化型管状腺癌（**图4b**）。还有，病变的边缘有一部分是稍微不明显的，看着像腺癌和非肿瘤型上皮混进去一样，显示像杀菌后的胃癌的特征。八尾（福冈大学筑紫医院内镜部）陈述认为腺窝边缘上皮虽然形状不均一也是明了的，有分化好的小肠型腺癌的特点，可能有连接黏膜深部的腺癌存在的可能性。再加上，作为癌的证据，可见明显的血管走行的异常。在醋酸喷洒下，丸山提出虽然可明显见到大小不同的腺管构造，边缘的一部分还是界限不清晰，通过全体图像，没有看到向深部的浸润，诊断为局限在黏膜内的小肠分化型

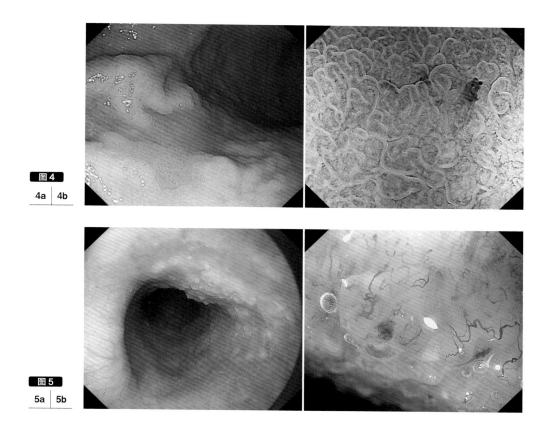

图4
4a | 4b

图5
5a | 5b

腺癌。对本病例行ESD治疗。

　　病理解说是岸本（京都府立医科大学附属医院医院病理部）进行的。在病变的中心部认为是黏膜表层是类似肠上皮化生的低度异型增生、腺癌，虽然看到向黏膜深部连接型腺癌，黏膜的边缘形态上从肿瘤和非肿瘤的区别比较困难，诊断为局限于黏膜内的小肠型管状腺癌（肉眼观0-Ⅱc型）。九嶋［滋贺医科大学医学部临床检查医学讲座（病理诊断科）］提出病变边缘是癌和非肿瘤型上皮混合存在的，支持丸山的读片结果。本病例，在当初内镜所见和活检所见没有诊断为癌，是8个月后再次检查活检后诊断为腺癌。本病例，是一个典型的除菌后发现的低度异型增生的胃癌，放大内镜观察对提高识别率是有用的。

　　［第5例］　　患者60岁，男性，病变内伴有隆起型成分，放大内镜观察认为有B2血管表浅型食管扁平上皮癌。（病例提供者：石川县立中央医院消化内科　竹村健一）

　　没有自觉症状，体检为目的的内镜检查发现食管的异常。读片者由高桥（佐久医疗中心内镜内科）担任。在X线造影中，食管上段见长径约

2cm环周约1/4程度边界清楚的不规则的凹陷型病变，侧面有轻度变形，诊断为浸润深度MM程度为0-Ⅱa型扁平上皮癌。门马（癌·感染中心都立驹达医院内镜科）的读片结果基本上和高桥一致，表示肛侧存在病变稍微扩大的可能。

　　在常规内镜下，高桥陈述了从前壁到右侧壁的半周性病变，在前壁，认为表面的颗粒状有一定厚度的隆起（**图5a**）。再加上，有厚度的部位认为是浸润最深的部位，缺乏像SM浸润那样的硬度，诊断为深度是0-Ⅱa型的扁平上皮癌。门马提出在常规光下诊断浸润深度，有厚度部分的伸展性的评价很重要，有必要改变送气量进行观察。小山（佐久医疗中心内镜内科）认为作为一般来说的隆起型食管癌，通过发红的情况来判断浸润深度，虽然褪色的情况判断可能是分化程度高的扁平上皮癌，浸润较浅，本病例显示褪色情况，浸润深度考虑为MM程度。

　　在NBI放大内镜下，高桥根据食管学会分类，认为凹陷部是B1血管，隆起部是B2血管，没有B3血管，诊断深度为MM-SM1（**图5b**）。虽然门马也同意，但提出被放大的图像只是提示口侧的病

变，对肛侧的提示也很重要。平泽（仙台厚生医院消化内科）认为在隆起部的上皮下可见散在的小的白色，提出考虑是伴有角化（癌栓）的高分化型扁平上皮癌。关于治疗方针，高桥和门马认为有必要接着进行EUS，对病变全体进行放大观察，只从提供的图像来判断，考虑是MM-SM1的病变，首先应进行ESD治疗。病例提供者陈述在放大观察时，只见到了B1-2血管，没有看到B3血管，考虑X线造影和常规内镜所见，都不能否认向SM深层浸润，在胸腔镜的辅助下，行食管亚全切除。

病理解说是由津山（顺天堂大学医学部人体病理病态学讲座）进行的。认为是伴有角化的高分化型扁平上皮癌，深度是MM，有一定厚度的浸润。大仓（PCL JAPAN病理·细胞诊断中心川越ｌａｂ）认为在深切切片中，有ＳＭ浸润（SM1-SM2）。小山叙述根据食管学会分类的深度诊断在凹陷型病变虽然正确诊断率高，在隆起型病变只能评估表面的血管，与凹陷型病变相比有诊断正确率下降的倾向。

（赤松）

编辑后记

田中 信治　広島大学大学院医歯薬保健学研究科内视鏡医学

在 2014 年日本消化病学会发刊的《大肠息肉诊疗指南》，"6mm 以上大小的肿瘤性病变推荐积极地行内镜下治疗，平坦、凹陷型病变不论大小都推荐积极地行内镜下治疗。还有，对隆起型的微小腺瘤允许随访观察"。另一方面，欧美国家，根据癌前病变的腺瘤全部摘除能有效地降低大肠癌的死亡率，含有微小腺瘤，以内镜下对全部的腺瘤进行切除形成干净结肠为目标。但是，多数微小腺瘤不会进展到癌也是事实。个人认为，虽然美国的国家息肉研究的结果显示，与干净结肠使大肠死亡率低下相比，根据大肠镜检查，应该对摘除晚期病变使大肠癌死亡率低下给予思考。

近些年来，对小的良性肿瘤，摘除时不进行通电处理的 CFP（cold forceps polypectomy）、CSP（cold snare polypectomy）在日本也是积极地进行，通过 CFP/CSP 达到干净结肠的目的在增加。CFP 是使用专门的钳子对病变摘除的技法，CFP 是通过圈套器勒住病变，不通电切除病变的技法，即使没有高频电波装置、对极板及局部注射液再加上入院设备也可能实施。再加上，像本书详细描述的一样，热钳切除、EMR（endoscopic mucosal resection）等伴有通电的方法，由于热烧灼迟发性出血、穿孔等的并发症的风险低，另一方面，病变的切缘和复发的问题，使用 Jumbo 活检钳的 CFP 的前瞻性实验报告中，对直径 3mm 以下的病变，直径 4mm 以上的病变的完全摘除率低。还有，CFP/CSP 的回收标本没有热变性，物理性的破碎比较多，黏膜下层切除不充分

等，也指出了摘除标本在病理学诊断上的问题点。残留、复发及摘除标本的质量实际上在 CFP/CSP 的熟练度及技术水平的影响也很大。关于复发和长期预后的报告很少。

像八尾评论的那样，CFP/CSP 摘除的病例标本即使不完全，与诊断学水平低的欧美"切除后丢弃"策略相比，只要是能够诊断的组织就是好的。"切除后丢弃"策略的目的在于基于高的诊断精度省略病理诊断。①削减不必要的治疗。这个能回避出血、穿孔等有害事件；②减轻了病理医生的负担；③减轻患者的医疗费用；④在医疗经济上削减了医疗费。只是，与 CFP/CSP 急速普及相反的，①增加了不必要的治疗；②病理医生的负担增加；③患者的医疗费用增加；④在医疗经济上，产生医疗费增加的可能性也不能否认。发生率虽然低，但是大肠小·微小病变中存在一定比例的癌（M/SM）。还有，摘除不要的也存在很多非肿瘤性病变。像很多作者描述的那样，只是马虎地进行术前诊断就行简单方便的 CFP/CSP 是需要谨慎的。根据放大内镜诊断 pit pattern、图像强调观察的 NBI 及 BLI（blue laser imaging）等是必须的术前诊断，关于 CFP/CSP 的绝对适应证在今后有必要进一步地讨论。

最后，很多的医生一边提出明确的数据结果一边执笔写稿，但一部分人即使没有全部数据也发表随处可见的稿件。我认为，不仅仅是我，希望大家能像本书这样，好好地出示数据进行考察。

更专业的益生菌

卓越·非凡 PRO

12株名菌，4种名元
16000+已发表研究文献

9株 进口菌株

4种 益生元

3株 中国菌株

SPH 上海医药 SHANGHAI PHARMA

信 SINE 谊

PRODUCE 智造
PROFESSIONAL 专业
PROBIOTICS 益生菌

信 SINE 谊 ®

P16
益生菌
固体饮料

P16+
益生菌 PRO
固体饮料

净含量:30g(2g×15)

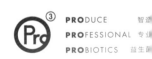

Pro ③

PRODUCE 智造
PROFESSIONAL 专业
PROBIOTICS 益生菌

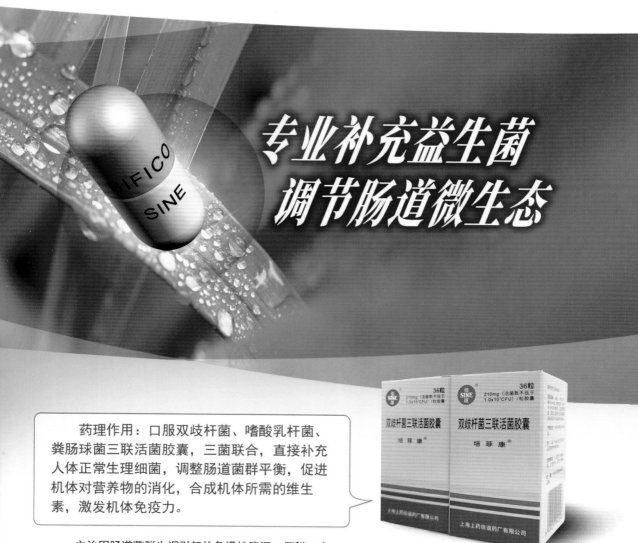

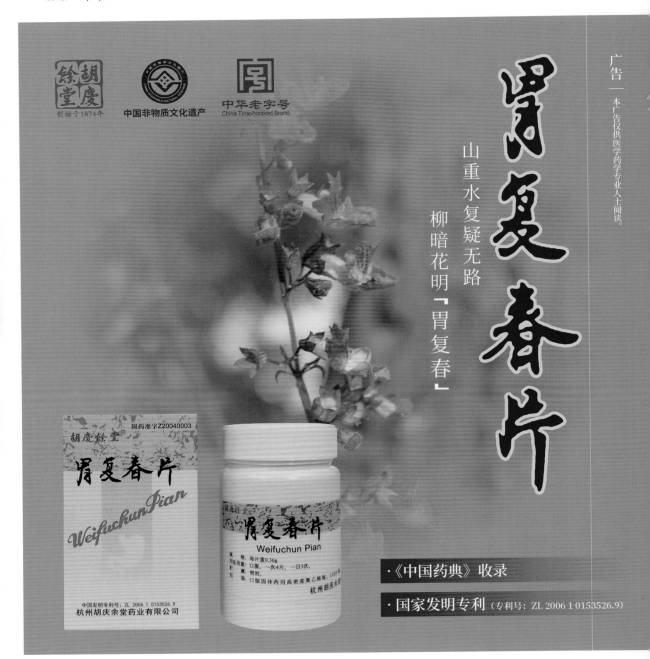

广告 — 本广告仅供医学药学专业人士阅读。

山重水复疑无路

柳暗花明「胃复春」

胃复春片

·《中国药典》收录

·国家发明专利（专利号：ZL 2006 1 0153526.9）

胡庆余堂中药文化被列为国家级非物质文化遗产

【功能主治】健脾益气，活血解毒。用于胃癌癌前期病变及胃癌手术后辅助治疗、慢性浅表性胃炎属脾胃虚弱证者。

【不良反应】上市后不良反应监测数据及文献报道显示本品主要有以下不良反应：罕见恶心、头晕、腹胀、腹泻，一般停药后可自行恢复。

【禁　　忌】尚不明确。

【用法用量】口服。一次4片，一日3次。

杭州胡庆余堂药业有限公司
HANGZHOU HUQINGYUTANG PHARMACEUTICAL CO.,LTD.

地址：杭州余杭经济技术开发区新洲路70号

电话号码：0571-86992277（总机） 网址：http://www.hqyt.com